課題解決型

# CGM・インスリンポンプ 導入ガイド

## —基本からトラブル対処Q&Aまで—

編著

# SCC研究会

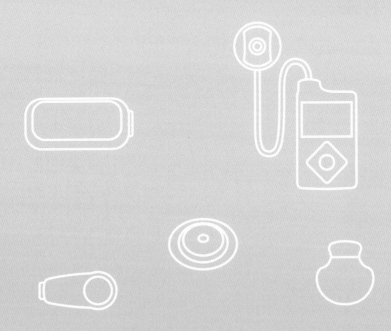

メディカル・ジャーナル社

## 編著

SCC研究会

## 執筆者一覧 (執筆順)

| 池田 富貴 | 順天堂大学大学院医学研究科 代謝内分泌内科学 准教授 |
| 小出 景子 | 永寿総合病院 糖尿病臨床研究センター センター長補佐 |
| 菅井 啓自 | 東京医科大学 糖尿病・代謝・内分泌内科学分野 臨床研究医 |
| 鈴木 亮 | 東京医科大学 糖尿病・代謝・内分泌内科学分野 主任教授 |
| 田村 嘉章 | 東京都健康長寿医療センター 糖尿病・代謝・内分泌内科 専門部長 |
| 東 宏一郎 | 練馬総合病院 糖尿病センター長 |
| 池原 佳世子 | 済生会横浜市東部病院 糖尿病・内分泌内科 副部長 |
| 小谷 紀子 | 国立国際医療研究センター病院 糖尿病内分泌代謝科 医師 |
| 佐藤 淳子 | 順天堂大学大学院医学研究科 代謝内分泌内科学 准教授 |
| 伊藤 新 | 慶應義塾大学医学部 腎臓内分泌代謝内科 専任講師 |
| 恩田 美湖 | 東京慈恵会医科大学 糖尿病・代謝・内分泌内科 非常勤講師、あおいクリニック |

## 利益相反に関して

本書の執筆者と、アボットジャパン合同会社、サノフィ株式会社、テルモ株式会社、日本イーライリリー株式会社、日本メドトロニック株式会社、ノボ ノルディスク ファーマ株式会社 (50音順) との間の経済的関係について、下記の内容にて過去3年間 (2019年1月1日〜2021年12月31日) の利益相反状況の申告を得た。

[利益相反開示項目]
1. 報酬額 (役員、顧問職)：1つの企業・団体から年間報酬額が100万円以上のものを記載。
2. 株式の利益：1つの企業から年間100万円以上、あるいは当該全株式の5%以上を保有する場合を記載。
3. 特許使用料：1つにつき年間100万円以上のものを記載。
4. 講演料：1つの企業・団体からの年間合計50万円以上のものを記載。
5. 原稿料：1つの企業・団体からの年間合計50万円以上のものを記載。
6. 研究費・助成金など：1つの企業・団体から医学系研究 (共同研究、受託研究、治験など) に対して、申告者が実質的に使途を決定し得る研究契約金の総額が年間100万円以上のものを記載。
7. 奨学 (奨励) 寄附金など：1つの企業・団体から、申告者個人または申告者が所属する講座・分野または研究室に対して、申告者が実質的に使途を決定し得る寄附金の総額が年間100万円以上のものを記載。
8. 企業などが提供する寄附講座：実質的に使途を決定し得る寄附金の総額が年間100万円以上のものを記載。
9. 旅費、贈答品などの受領：1つの企業・団体から研究とは直接無関係な年間5万円以上のものを記載。

| 氏 名 | 利益相反 | | | | | |
|---|---|---|---|---|---|---|
| | アボットジャパン合同会社 | サノフィ株式会社 | テルモ株式会社 | 日本イーライリリー株式会社 | 日本メドトロニック株式会社 | ノボ ノルディスク ファーマ株式会社 |
| 池田 富貴 | 上記1〜9該当なし | 上記1〜9該当なし | 上記1〜9該当なし | 上記1〜9該当なし | 上記1〜9該当なし | 上記1〜9該当なし |
| 小出 景子 | 上記1〜9該当なし | 上記1〜9該当なし | 上記のうち4のみ該当 | 上記1〜9該当なし | 上記のうち4のみ該当 | 上記1〜9該当なし |
| 菅井 啓自 | 上記1〜9該当なし | 上記1〜9該当なし | 上記1〜9該当なし | 上記1〜9該当なし | 上記1〜9該当なし | 上記1〜9該当なし |
| 鈴木 亮 | 上記1〜9該当なし | 上記のうち4のみ該当 | 上記1〜9該当なし | 上記のうち4のみ該当 | 上記1〜9該当なし | 上記のうち4のみ該当 |
| 田村 嘉章 | 上記1〜9該当なし | 上記1〜9該当なし | 上記1〜9該当なし | 上記1〜9該当なし | 上記1〜9該当なし | 上記1〜9該当なし |
| 東 宏一郎 | 上記1〜9該当なし | 上記1〜9該当なし | 上記1〜9該当なし | 上記1〜9該当なし | 上記1〜9該当なし | 上記1〜9該当なし |
| 池原 佳世子 | 上記1〜9該当なし | 上記1〜9該当なし | 上記1〜9該当なし | 上記1〜9該当なし | 上記1〜9該当なし | 上記1〜9該当なし |
| 小谷 紀子 | 上記1〜9該当なし | 上記1〜9該当なし | 上記1〜9該当なし | 上記のうち4のみ該当 | 上記1〜9該当なし | 上記1〜9該当なし |
| 佐藤 淳子 | 上記のうち4のみ該当 | 上記1〜9該当なし | 上記1〜9該当なし | 上記1〜9該当なし | 上記1〜9該当なし | 上記1〜9該当なし |
| 伊藤 新 | 上記1〜9該当なし | 上記1〜9該当なし | 上記1〜9該当なし | 上記1〜9該当なし | 上記1〜9該当なし | 上記1〜9該当なし |
| 恩田 美湖 | 上記1〜9該当なし | 上記1〜9該当なし | 上記1〜9該当なし | 上記1〜9該当なし | 上記1〜9該当なし | 上記1〜9該当なし |

本書の執筆者は、本書の内容に関して、糖尿病医療の専門家あるいは専門医として、科学的および医学的公正さと妥当性を担保し、糖尿病の診療レベルの向上、対象患者のQOLの向上を旨として執筆および編集作業を行った。

# はじめに

最近、インスリンとグルカゴンの注入ポンプと血糖センサが一体となった50年前の実験機を、日本糖尿病学会の学術集会の会場で見る機会があった。背中に背負う大きさと重さから実用的とは言えず、実際、人に用いられることはなかったようである。しかし、糖尿病患者の血糖を制御したいという当時の開発者の熱い想いは伝わってきた。その想いは脈々と受け継がれ、核となる技術と周辺技術の進歩と相まって、現在、子供から高齢者まで患者自身が安全かつ安心して扱えるCGMやインスリンポンプに進化してきた。

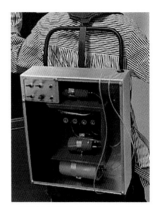

開発者の熱意を今に伝える実験機

そうは言っても、それらを扱うのは機械や電子機器の素人である患者や医療従事者であり、さまざまなトラブルにつまずく可能性はある。**S**AP、**C**SII、**C**GMの臨床を討議してきたSCC研究会は、2018年に『安心して「インスリンポンプ」を使用するためのエッセンス』を上梓し、インスリンポンプのトラブルと対応・対策を医療従事者と患者向けに出版した。

前回の出版から4年たち、インスリンポンプはハイブリッド型クローズドループのミニメド™770Gと、パッチ式ポンプのMEDISAFE WITH™となり、高いレベルで選択肢が広がってきた。前書で扱わなかったCGMも、isCGMはFreeStyleリブレ®がSMBGの延長線上で利用が広がり、rtCGMはガーディアン™コネクトとDexcom G6となり低血糖予防と情報共有が充実してきた。このような変化の中で、血糖コントロールと安全面は改善されてきたが、アプリ利用が前提となるなどシステム全体が複雑となり、新たなトラブルが発生している。

CGM、インスリンポンプの取扱説明書に書かれているような基本的なトラブルから、記載されていないトラブルまで、さまざまなトラブルを多くの施設が経験し、機器導入の壁ともなっている。トラブル発生時に適切に対応して重大事故となるのを防ぎ、原因を探って再発を予防するのがトラブルシューティングである。その基本は、"最も単純で頻度の高い原因の可能性から考え対応・対策する"とされている。そこで今回は、SCC研究会の参加施設を中心にトラブル事例を集め、頻度の高いものを選び、その原因と対応・対策をまとめた。また、頻度は低いが重要と考えられるトラブルも取り上げた。

本書の前半はCGMとCSIIに用いる各機種と高齢者、運動、食事、DKA、妊娠について解説し、後半は集められたトラブル事例とその対応・対策で構成されている。本書により、CGMとCSIIのトラブルへの対応力が上がって安全な利用が広がり、機器導入への壁が低くなって、必要な人が最適な機器をより安心して使用できるようになることが著者一同の願いである。

2022年7月

SCC研究会　著者一同

課題解決型

# CGM・インスリンポンプ 導入ガイド
## ―基本からトラブル対処Q&Aまで―

# CONTENTS

# 略語一覧

(血糖データ、機器関連)

| 略語 | 外国語 | 日本語<br>(主な和訳／―は定訳なし) | 備考 |
|---|---|---|---|
| AGP | ambulatory glucose profile | ― | CGMが記録した、間質液中のグルコース値の変動を分かりやすく表示する解析手法 |
| BGM | blood glucose monitoring | 血糖測定 | SMBGと同義 |
| CGM | continuous glucose monitoring | 持続血糖測定<br>持続グルコース測定 | isCGM、rtCGM、プロフェッショナルCGMが含まれる |
| CSII | continuous subcutaneous insulin infusion | 持続皮下インスリン注入療法<br>インスリンポンプ療法 | |
| FGM | flash glucose monitoring | フラッシュグルコースモニタリング | isCGMと同義 |
| isCGM | intermittently scanned continuous glucose monitoring | 間歇スキャン式持続血糖測定<br>間欠スキャン式持続血糖測定 | |
| LGS | low glucose suspend | 低グルコース一時停止 | センサグルコース値が設定した低値以下になると、インスリン注入を一時停止する機能 |
| MARD | mean absolute relative difference | 平均絶対的相対的差異 | |
| MDI | multiple daily injection | 頻回注射療法 | |
| PLGS | predictive low glucose suspend | 低グルコース前一時停止 | センサグルコース値が設定した低値に達すると予測した時に、インスリン注入を一時停止する機能 |
| rtCGM | real-time CGM | リアルタイムCGM | |
| SAP | sensor augmented pump | ― | CGMと連動したポンプ。SAP療法:設定値に基づきアラートを発したり注入を停止したりする機能を搭載したポンプを用いる治療 |
| SMBG | self-monitoring of blood glucose | 血糖自己測定 | BGMと同義 |
| TAR | time above range | ― | 目標範囲以上の血糖値の割合 |
| TBR | time below range | ― | 目標範囲以下の血糖値の割合 |
| TIR | time in range | ― | 目標範囲内の血糖値の割合 |

# 各CGMのシステム比較 第1章

# メドトロニック社のrtCGMについて

•••••••••••••••••••••••••••• **池田 富貴**（順天堂大学大学院医学研究科 代謝内分泌内科学）

## **1** はじめに

　持続グルコース測定（continuous glucose monitoring：CGM）は皮下組織間質液中のグルコース濃度を一定間隔で経時的に測定する技術である。CGMはアラート機能を有し、アプリやインスリンポンプより常に測定値を見ることのできるリアルタイムCGM（real-time CGM：rtCGM）と、スキャン時のみ値が示される間歇スキャン式CGM（intermittently scanned CGM：isCGM）に分けられる[1]。

　日本メドトロニック社のrtCGMでは、得られたデータをスマートフォンや専用リーダーで患者自身が確認するのみでなく、クラウド（CareLink™）を介して医療従事者や家族などとも共有し、治療方針の決定などに利用できる[2]（図1）。

　またCGMのデータ解析から得られた新しいコントロール指標として、time in range（TIR：目標範囲内）、time below range（TBR：目標範囲以下）、time above range（TAR：目標範囲以上）がある[3]。これらの指標はHbA1cとともにより良い血糖管理のために活用されている（図2）。

**図1** メドトロニック ケアリンク™

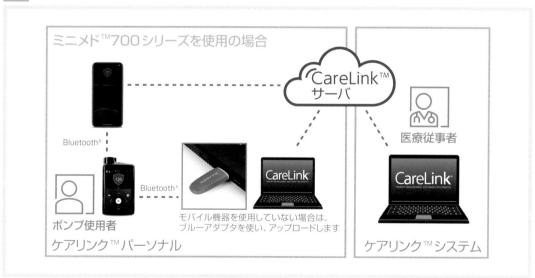

**図2** 「評価と進捗状況」レポート

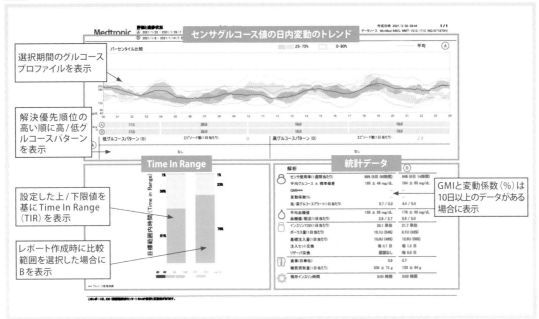

## 2 rtCGM の適応[1)]

① 急性発症1型または劇症1型糖尿病患者で、低血糖対策と血糖コントロールの両立が強く求められるが、就労や生活環境上の理由でインスリンポンプ一体型rtCGM（SAP）を使用できない者。

② 2型の糖尿病患者でも内因性インスリン分泌が欠乏（空腹時血清Cペプチド0.5ng/mL未満）しており、インスリン治療を行っていても低血糖発作など重篤な有害事象が起きている血糖コントロール不安定な者。

　例：重症低血糖の既往例、夜間低血糖がある・あるいは疑われる症例、無自覚性低血糖がある・あるいは疑われる症例

適応外：低血糖リスクが乏しく、血糖コントロールの安定している者または医師指導に従わず、血糖自己測定（self-monitoring of blood glucose：SMBG）を行わない患者など。

## 3 基本機能

　rtCGMではアラート機能を使用し、低血糖や高血糖に対する何らかの対策アクションを起こすことで、低血糖・高血糖によって起こり得る状態を軽減することが期待できる（図3）。さらにケアリンク™コネクトでは、アラート発生時に最大5人の家族などに、患者の通知ボックスに表示されたアラート・エラー名と同様のものをテキストメッセージにより発信することが可能である。

　各種アラート設定は個別に行うことができ、主なアラートは以下の通りである。ただし、緊急低センサグルコースアラートのみ設定変更は不可である。

図3 予測アラート機能

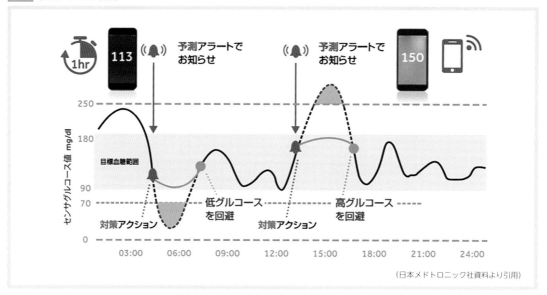

（日本メドトロニック社資料より引用）

高／低グルコースアラート：センサグルコース値が上／下限値を上／下回っている。

高／低グルコース予測アラート：センサグルコース値が設定した到達時間内（最大60分前）に上／下限値を上／下回ると予測されている。

上昇／低下アラート：センサグルコース値が設定した速度以上で上昇・低下している（速度はトレンドを示す矢印で示される）。（図4～7）

緊急低センサグルコースアラート：センサグルコース値が55mg/dLを下回っている。設定変更は不可。必ずアラートが鳴る。

図4 アラートの種類

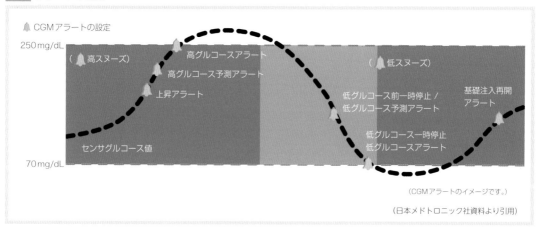

（CGMアラートのイメージです。）

（日本メドトロニック社資料より引用）

## 高／低グルコース到達時間

　高／低グルコース予測アラート使用時に設定。上限値／下限値に到達する10～60分前の範囲でアラートが発生するタイミングを設定。

**図5** モバイル機器でアプリを使用した際の表示

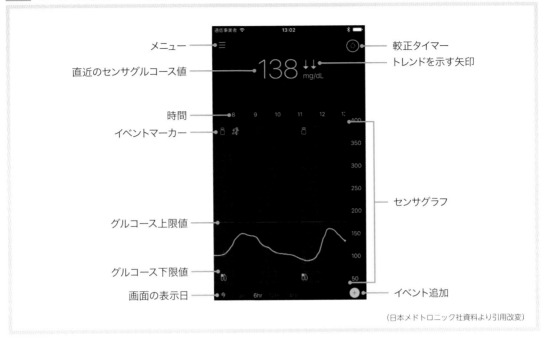

メニュー
直近のセンサグルコース値
較正タイマー
トレンドを示す矢印
時間
イベントマーカー
センサグラフ
グルコース上限値
グルコース下限値
画面の表示日
イベント追加

(日本メドトロニック社資料より引用改変)

**図6** オートモードオフ時の表示

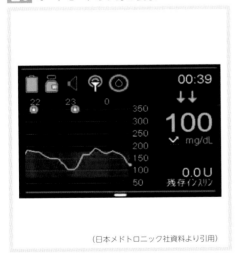

(日本メドトロニック社資料より引用)

**図7** オートモードオン時の表示

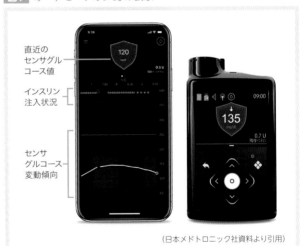

直近の
センサグル
コース値
インスリン
注入状況
センサ
グルコース
変動傾向

(日本メドトロニック社資料より引用)

**速度アラート：** 上昇／低下アラート使用時に設定。トレンドを示す矢印と同じ3つの速度範囲から選択する。

- 上限値：100～400mg/dL、下限値：60～90mg/dLの範囲で設定可能。
- 「終日」のオン・オフで終日アラートと昼夜で異なるアラートの切り替えが可能。
  「終日」をオフにした場合、昼夜で異なる設定を表示。
- 日中開始時刻／夜間開始時刻：起床・就寝時刻などに合わせて、日中と夜間アラートの開始時刻を設定できる。

| トレンドを示す矢印 | |
|:---:|:---|
| ↑ または ↓ | センサグルコース値が1分当たり1mg/dL以上2mg/dL未満の速度で上昇または低下した場合 |
| ↑↑ または ↓↓ | センサグルコース値が1分当たり2mg/dL以上3mg/dL未満の速度で上昇または低下した場合 |
| ↑↑↑ または ↓↓↓ | センサグルコース値が1分当たり3mg/dL以上の速度で上昇または低下した場合 |

## **4** rtCGM使用時の注意点 [1,2]

- センサグルコース値と血糖値の間には、約9〜14%の誤差がある。
- 適切に使用するためには、少なくとも1日2回以上の血糖測定を行い、較正を行う必要がある。
- 治療の判断(インスリン追加注射、ブドウ糖摂取など)、自覚症状とセンサグルコース値に乖離を認める場合には、必ずSMBGで血糖値を確認する。
- X線装置、CTスキャン、MRI装置、ジアテルミ装置が設置された検査室に入る前には、センサとトランスミッタを取り外す必要がある。
- トランスミッタは防水であり、センサが接続された状態で、シャワー、入浴、水泳は可能(ガーディアンコネクトでは水深2.4mまで最大30分間)である。ポンプとトランスミッタが一時的に通信できない場合は、トランスミッタ内にデータを保存して、通信再開時にデータはまとめて送信される。通信できない状態が30分以上続く場合はアラートを発生させる。
  (トランスミッタとの通信距離はモバイル機器では6.1m以内、インスリンポンプでは1.8m以内である。)
- 血糖変動が激しい時間帯には、較正を行わないこと(例:トレンド矢印が2本以上出ている時、食事中や食直後、インスリン注射後など)。
- 就寝前に較正を行わないでいると、就寝中に「要較正アラート」が発生する可能性がある。

　デバイスが日々進化している中で、それらの機器を適正に使用して、得られた情報を医療従事者、患者で共有しながら、患者個人の状態に合わせて、より良い治療に結び付けていくことが必要である。

参考文献
1) 一般社団法人日本糖尿病学会,「リアルタイムCGM適正使用指針」について, 2021.
   http://www.jds.or.jp/modules/important/index.php?content_id=111
2) 日本メドトロニック社, 糖尿病 医療従事者向け製品情報
   https://www.medtronic.com/jp ja/healthcare-professionals/products/diabetes.html
3) Battelino T, et al. Diabetes Care, 42(8): 1593-1603, 2019.

# Dexcom G6の基本から活用まで

小出 景子（永寿総合病院 糖尿病臨床研究センター）

## 1 はじめに

Dexcom G6 はリアルタイムCGM (real-time CGM：rtCGM) の一つで、センサ装着中の患者はリアルタイムにグルコース値、変化トレンドの上下緩急などを画面で確認でき、アラーム／アラート通知も受け取ることができる。これらの機能により、就寝中、就業中など画面を見づらい時も、低血糖などを心配せずに安心して過ごせるようになった (図1)。さらに、Dexcom G6 アプリ (以下、G6 アプリ) 利用者はスマートフォンを利用して、Dexcom G6 のデータを身近な人や医療機関と共有できる[1]。しかし、センサグルコース値と血糖値のタイムラグや精度、脱落、アプリ利用のリテラシー、センサとアプリやモニター間の通信、イベントの入力不足、膨大なデータの解析など課題はある。rtCGM の能力を最大限に引き出すには、これらの課題を理解して対処・指導する必要がある。

**図1** Dexcom G6 の画面、アラーム／アラート、トレンド表示

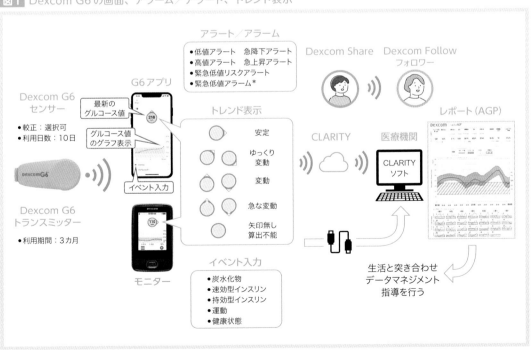

## 2 Dexcom G6 の利用目的とシステム

Dexcom G6 の利用目的は、皮下グルコース値をリアルタイムに把握し、重症低血糖を予防し、コントロールを良好に保ち、安心した生活を送り、合併症リスクも軽減することである。対象はインスリン強化療法あるいは持続皮下インスリン注入療法 (continuous subcutaneous insulin infusion：CSII) の患者が主となる。Dexcom G6 のシステム概要を図1に示す。見る手段がスマートフォンのアプリか専用モニターかで分かれるが、携帯性、カメラ利用やデータ共有が可能なことなどからアプリが主流である。

Dexcom G6 のホーム画面はアプリもモニターも基本的には同じで、最新のグルコース値とトレンド矢印が中央に表示される。グルコース値の履歴は、時間を横軸にグルコース値を縦軸にした枠内に5分ごとの値がプロットされる。現在のグルコース値とそのトレンド、過去の変動を知ることができる (図1)。

低値・高値のアラーム／アラートは、緊急低値アラームの設定 (55 mg/dL 以下) 以外はオフにできるが、低値アラートはオフにしないことが望ましい。インスリン量、炭水化物量、運動、健康状態などは、アプリでもモニターでも画面下部イベント欄から入力できる (図1)。

G6 アプリの利用者は、Dexcom CLARITY アプリで自身のスマートフォンや PC 上でグルコースデータのレポートを閲覧できる。医療機関は患者のクラウド上のデータを Dexcom CLARITY ソフトに取り込み解析する。モニター利用の場合は受診時にデータを PC に取り込んで解析する。

## 3 Dexcom G6 センサとトランスミッタ

Dexcom G6 センサの測定範囲は40〜400 mg/dL で、精度は MARD (平均絶対的相対的差異) 10%以下で良好とされている[2,3]。米国食品医薬品局 (FDA) は Dexcom G6 が精度基準 Class II をクリアしたので、重要な判断時も血糖自己測定 (self-monitoring of blood glucose：SMBG) による確認が不要とした[1]。わが国の添付文書では、「製造時設定のコードを入力することで日常の血糖自己測定器による較正を必要とせず…」とあり、重要な判断時の較正要否は記載がない。10日間のセンサ利用中、初日や極端な低値高値では精度低下の可能性が指摘されている[3]ので、インスリン投与量の増減や追加投与、低血糖対処などの際は、SMBG で確認するよう患者に伝える。

Dexcom G6 はセンサ値を Bluetooth® を介して送るトランスミッタが必要であり、その使用期限は3カ月である。連続使用時は期限が切れる前に新しいトランスミッタを患者に渡す。

## 4 Dexcom G6 のセットアップ

G6 アプリの初回利用時は、アプリのインストールとアカウント作成から始めるが、スマートフォンのリテラシーが低くスムーズにいかないことが少なくない。よって、G6 アプリのインストールからアカウント作成までは、冊子を渡し患者自身が行うのが望ましい。アカウント作成後、

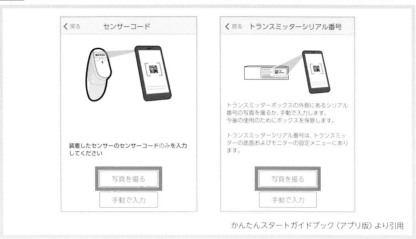

図2 センサーコードとトランスミッターシリアル番号をカメラで読み取る操作案内画面

かんたんスタートガイドブック〈アプリ版〉より引用

G6アプリにログインしアラートから低値、高値、緊急低値リスク、急上昇、急降下、測定値なしのオン／オフやレベル値、リピート、サウンドなどを設定する。センサ交換ごとにコードをカメラで取り込むか手動で入力し、Bluetooth® 接続をOKとする。トランスミッタも交換するごとに同様にシリアル番号を設定する（図2）。

　Dexcom G6をモニターで初めて利用する時は、メニューからアラートを選んで設定する。センサコードと、トランスミッタのシリアル番号は手で入力する。

## 5　センサ装着と交換

　センサはアプリケータで挿入し、センサとホルダーの付いたパッチを皮膚に密着し、ホルダーにトランスミッタをしっかり装着する。次いで、G6アプリあるいはモニターとトランスミッタがペアリングを始めるので、「ペアリングに成功」を確認後、「センサを起動する」をタップすると2時間のウオームアップが始まり、終わるとホーム画面（図1）となる。センサ装着後10日たつと、センサ終了6時間前、2時間前、30分前の表示が出る。終了前に交換する時は、画面下部の「設定」から「センサを停止する」をタップし、「新しいセンサ」を確認してからパッチごと外し、トランスミッタ以外は廃棄する。

　センサやトランスミッタ装着時は、センサ挿入不十分や密着不足、コード入力ミス、脱落などのトラブルが起こりやすいので、慎重に行うよう説明する。

## 6　アラーム／アラート

　Dexcom G6のアラーム／アラートには、シグナルなし／測定値なし以外に6種類ある。アプリでもモニターでも、音声／振動（いずれか選択できるが、緊急低値、緊急低値リスクでは両者）で通知される（表1）。緊急低値アラーム以外はオン／オフの選択が可能だが、低血糖を予防でき

るrtCGMの最大のメリットであるので活用を勧める。低値アラートの設定では、CGMのタイムラグを考えて目標血糖値より若干高め（早めのアラート）とするのがポイントである。アラーム／アラートは有用だが、"アラート疲れ"を生じる可能性がありオフにしがちであるが、その時も、高値アラートはオフにしても、低値アラートはオフにしないよう指導する。

**表1** アラーム／アラートの通知状況

| アラートの種類 | 状況（グルコース値） |
|---|---|
| 緊急低値アラーム | 55mg/dL以下になったことを通知（変更やオフにすることは不可） |
| 緊急低値リスクアラート | 急降下していて20分以内に55mg/dL以下になる可能性があることを通知 |
| 急降下アラート | 設定した急降下アラートのレベル以上の速さで降下していることを通知 |
| 低値アラート | 設定した低値アラート値以下の時に通知 |
| 高値アラート | 設定した高値アラート値以上の時に通知 |
| 急上昇アラート | 設定した急上昇アラートのレベル以上の速さで上昇していることを通知 |
| シグナルなし／測定値なし | シグナルや測定値がない時に通知 |

かんたんスタートガイドブック〈アプリ版〉より引用改変

## 7 トレンド矢印の活用

Dexcom G6のトレンド矢印が示す変化は、上下緩急の8種類である（図3）。アラートメニューから設定する急上昇と急降下は通知を受けられるが、それ以外は画面確認となる。よって、食事の前後、就寝前、運転や機械操作やスポーツ開始の前などには、グルコース値と一緒にトレンド矢印の確認を習慣化する。手が離せない作業、会議、運動開始時に、矢印が下向きでグルコース値も低値域に近ければ糖質を摂取する。慌てて対処せずに原因を考え、対処後の経過を学習することが大事であると説明する。

トレンド矢印と効果値を用いてインスリン投与量を調節する方法も提案されているが、機械的な増減はリスクを伴うので慎重に行う[4]。1型糖尿病患者向けに、運動前のグルコース値とトレンド矢印から、運動開始の可否、取るべき糖質量、インスリン注射量の調整などを細かく決めたマネジメント法が米国糖

**図3** トレンド矢印が意味する変化の方向と緩急

| | |
|---|---|
| ○ | 安定：毎分1mg/dL以内で上下変動を示し安定している |
| ○ ○ | ゆっくり変動：毎分1～2mg/dL、30分で最大30～60mg/dL上昇（左）または下降（右）している |
| ○ ○ | 変動：毎分2～3mg/dL、30分で最大60～90mg/dL上昇（左）または下降（右）している |
| ○ ○ | 急な変動：毎分3mg/dL、30分で90mg/dL以上上昇（左）または下降（右）している |
| ○ | 矢印なし：この時点で、どれくらいの速度でグルコース値が上昇または降下しているのかを算出できない |

かんたんスタートガイドブック〈アプリ版〉より引用改変

尿病学会 (ADA) などから示された[5]が、個別のデータ蓄積が重要である。

## 8 データ共有

　G6アプリには、緊急通知やG6情報を誰か (フォロワー) と共有できる機能がある。患者がホーム画面左上のshareマークをタップしてデータを他の人に送るデータ共有機能もある。フォロワーが患者の状況を知って対応できるメリットはあるが、負担となる可能性もある。小児や無自覚性低血糖や低値アラートをうまく利用できないリスクの高い患者の親や配偶者や友人の利用が想定される。緊急対応困難や生命の危険、緊急入院の不安を相互に抱える患者では、データ共有がお互いの不安解消につながる可能性がある[1]。G6では望まない共有部分を通知内容から外すことができる。

## 9 データ解析とフィードバック

　Dexcom G6が効果を発揮するには、患者のリアルタイムな判断・対処の適正化とともに、データ解析とフィードバックが重要である。筆者は、データに基づく指導を、データマネジメントシステム指導 (DMS指導) として提唱している[6]。rtCGMでの指導では、①適正使用、②コントロール指標、③日内変動グラフ、④トレンド矢印、⑤アラート発出記録の5点がポイントである。

　Dexcom G6ではCLARITYにデータを取り込んでアップロードし、「**概要**」から使用状況、推定HbA1c、平均グルコース値と標準偏差、目標達成率グラフなどでコントロール全体を把握する。「**パターン画面**」では測定期間中の高血糖・低血糖のパターン、「**オーバーレイ**」で1週間のトレンド曲線を重ねてトレンドを時間帯別に見る。「**デイリー表示**」では日々のイベント情報やアラートの発出状況から患者に生活との関連を尋ねる。「比較画面」では直近データと過去データが比較できる。最終的に「**AGPレポート**」を用いて、適正使用、GMI、推定HbA1c、<55mg/dL、<70mg/dL (time below range：TBR)、70〜180mg/dL (time in range：TIR)、>180mg/dL (time above range：TAR)、>250mg/dLそれぞれの%、日内パターンと変動幅の帯グラフ、低血糖と高血糖の存在、日別グルコース曲線、を用いて課題や修正点を見いだして治療改善につなげる (図4)。

## 10 rtCGMの効果

　持続血糖測定 (continuous glucose monitoring：CGM) の効果は、HbA1c改善、TIR上昇、TBRとTARとcoefficient of variation (CV) の減少、低血糖回数の減少、低血糖時間の短縮、低血糖の不安や恐怖の軽減、QOLの改善、糖尿病ケトアシドーシス (DKA) 減少などが報告されている[7]。

　DexcomのrtCGMによる重症低血糖の予防効果は、低血糖リスクの高い成人1型糖尿病をrtCGMとSMBG群に分けたHypoDE研究で証明された[8]。rtCGM群は、4週間の低血糖回数が10.8回から3.5回へ減少、週の夜間低血糖回数も2.3回が1.0回へ減少、70mg/dL以下の低血糖

時間は70.9分／日が23.9分／日へ改善した。SMBG群はそれぞれ変化がなかった[8]。このようなエビデンスを示して、必要な患者に利用を勧める。

　以上、Dexcom G6の機能と特性と効果などについて述べた。必要な患者に適正に用い、安全と安心を確保して効果を上げるには、患者と医師と医療スタッフのデータ共有と協力が欠かせない。

**図4** Dexcom G6のAGP

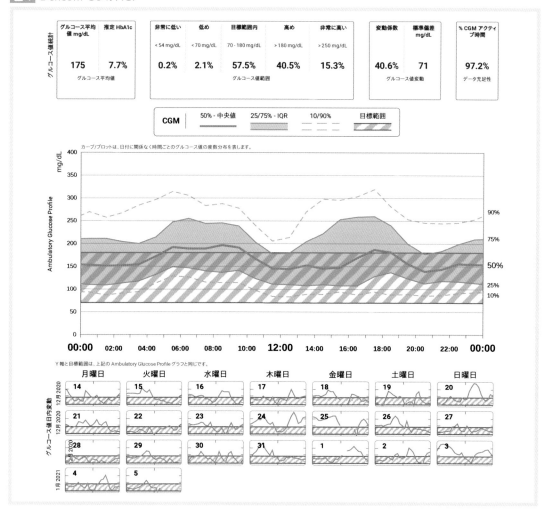

参考文献
1) 小出景子. rtCGM/isCGM(FGM)の進歩：門脇孝, 山内敏正 編. 糖尿病学2022:88-99, 診断と治療社, 東京, 2022.
2) Bailey TS, et al. Diabetes Technol Ther, 23(S3): S5-S11, 2021.
3) Davis GM, et al. Diabetes Care, 44(7): 1641-1646, 2021.
4) Miller EM. Clin Diabetes, 38(5): 429-438, 2020.
5) Moser O, et al. Diabetologia, 63(12): 2501-2520, 2020.
6) 小出景子. 医療スタッフが行うDMS指導：小出景子, 渥美義仁 編. いま読んでおきたい！血糖データの活かし方：9-17, 南山堂, 東京, 2020.
7) Maiorino MI, et al. Diabetes Care, 43(5): 1146-1156, 2020.
8) Heinemann L, et al. Lancet, 391(10128): 1367-1377, 2018.

# isCGM (intermittently scanned continuous glucose monitoring) について

・・・・・・・・・・・・・・・・・・・・・菅井 啓自、鈴木 亮（東京医科大学 糖尿病・代謝・内分泌内科学分野）

## 1 はじめに

　isCGM は intermittently scanned continuous glucose monitoring：間歇スキャン式持続血糖測定の略称で、以前はiCGM (intermittently viewed continuous glucose monitoring) や、通称としてフラッシュグルコースモニタリング (flash glucose monitoring：FGM) などが使われていた。2021年12月に日本糖尿病学会の「糖尿病学用語集」編集委員会より発表があり、現在はiCGM ではなくisCGM で統一することを推奨している。isCGM はリアルタイムCGM (real-time CGM：rtCGM) と同様に間質液中のグルコース濃度を測定するが、患者が操作を行った時に限って操作時点と過去のグルコース値の変動を確認できる点、アラート機能がない点が異なる（国外ではアラート機能を有するisCGM が上市されている）。2022年5月現在、わが国で使用可能なisCGM としてFreeStyle リブレ®（図1）（以下、リブレと略す）とFreeStyle リブレ®Pro があり、いずれもアボット社より上市されている。リブレは2017年9月よりわが国で保険適用になり、較正が不要である点、患者の経済的負担が少ない点などで他のCGM 機器と比して使用しやすいことから広く普及している。本項においてもisCGM として主にリブレについて述べていく。

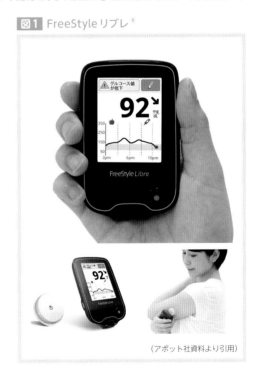

**図1** FreeStyle リブレ®

（アボット社資料より引用）

## 2 基本機能

　リブレはwired enzyme technology を使用して、間質液中のグルコース濃度を毎分測定し、15分ごとに最適化された平均値を記録している (図2)。製造工場ですでに較正が済んでいるため、指先穿刺法での血糖値による較正は不要である。ただし使用開始初日の精度が劣っているため、使用に当たっては注意が必要である。センサは500円玉程度の大きさで、専用のセンサパック

とセンサアプリケータを用いて上腕に装着し、最長で14日間使用が可能である。センサは耐水性があり、入浴、シャワー、水泳中も使用できる。グルコース値を確認する際は、専用のReaderを装着したセンサにかざし、スキャンする必要がある。スキャンを行えば、スキャン時点のグルコース値および過去8時間のグルコース値の推移を確認することができる。Readerは専用測定電極を使用

図2 Wired enzyme technology による間質グルコース濃度の測定

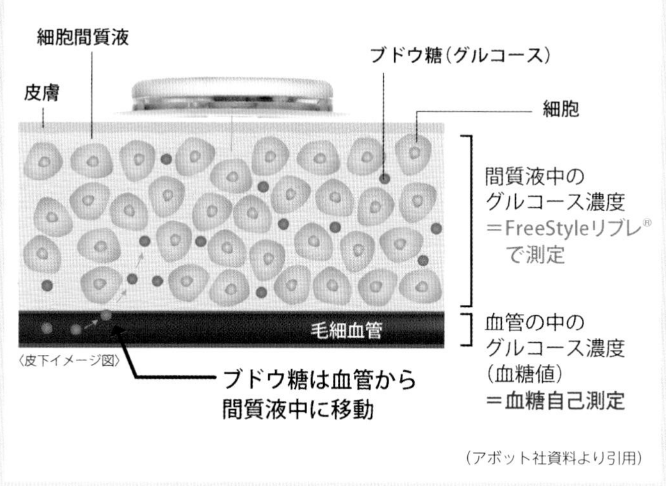

（アボット社資料より引用）

して血糖値を測定できるため、血糖自己測定器としての機能も持ち合わせている。また専用測定電極を用いて血中ケトン体の測定も可能であり、2022年4月よりSGLT-2阻害薬を服用している1型糖尿病患者に限って保険収載された。2021年2月からは専用アプリを利用すればスマートフォンでReaderのようにスキャンしたデータを確認することができるようになった（後述）。Reader、アプリともにメモ機能を搭載しており、投与したインスリンの単位数や、炭水化物量を患者自身が入力することで記録できる。この記録はレポートに反映されるため、血糖推移の振り返りに有用である。

　レポートの出力は、ソフトウエアもしくはクラウドベースのシステムであるリブレ®View（後述）を使用して行うことができる。レポートは任意に設定した期間で、日別、週別、月別、食事時間別などさまざまな形式で作成可能である。その中でも「AGP（ambulatory glucose profile）レポート」では、中央値を示す曲線に25・75パーセンタイル曲線と10・90パーセンタイル曲線が帯状に表示されており、日内変動と日差変動が視覚的に捉えやすく有用である（図3a）。また「グルコース変動パターン」の項では、CGM使用者の血糖管理指標として、国際的なコンセンサスレポート[1]で提唱されているtime in range（TIR）の把握が容易である（図3b）。リブレの使用による血糖コントロールの改善効果は数多く報告されており、メタ解析で1型糖尿病、2型糖尿病の病型にかかわらず、HbA1cが改善することが示されている[2]。またリブレの使用は血糖コントロールの改善以外にも、低血糖時間を減少させ[3,4]、低血糖や高血糖／糖尿病ケトアシドーシス（DKA）による急性合併症での入院の減少とも関連し[5]、また、心理的負担感[5]や治療満足度[4,6]といった精神面においても好影響があることが報告されている。これらの報告はリブレの使用により、単に血糖変動を把握するだけでなく、介入ポイントの把握が容易になることで、的確な治療介入や低血糖および高血糖を予防する行動変容をもたらし、血糖コントロールの改善のみならず、患者のQOLの改善をもたらしていることを示唆している。

**図3** AGPレポート

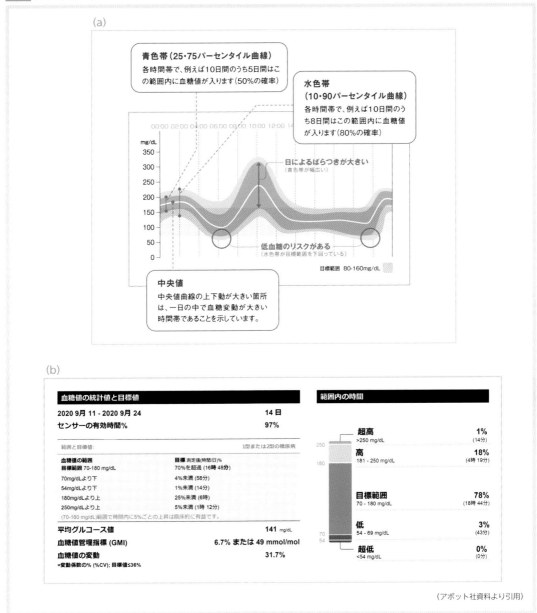

（アボット社資料より引用）

## 3 対 象

　2022年度の診療報酬の改定に伴い、リブレの適応範囲が拡大した。これまでは「強化インスリン療法を行っている患者または強化インスリン療法を行った後に混合型インスリン製剤を1日2回以上使用している患者」のみであったが、改定に伴い、「インスリン製剤の自己注射を1日1回以上行っている患者」に使用可能になった。これによりリブレは持効型溶解インスリン1日1回打ちと経口糖尿病薬を組み合わせた、basal supported oral therapy (BOT) の患者を含め、ほぼ全て

のインスリン使用患者に用いることができる。リブレの使用に当たっては1型糖尿病や2型糖尿病など糖尿病の病型にかかわらず使用できる。診療報酬は血糖自己測定器加算（間歇スキャン式持続血糖測定器によるもの）の1,250点で算定されるため、他のCGM機器に比べて患者の経済的負担が少ないことはリブレの利点の一つと言えるだろう。なおリブレは「糖尿病の治療に関し、専門の知識および5年以上の経験を有する常勤の医師または当該専門の医師の指導の下で糖尿病の治療を実施する医師」のみが使用可能である（111～113ページのCGM、CSII関連診療報酬の要点を参照）。

## 4 専用アプリ・クラウドの活用<br>（リブレ®View、FreeStyle リブレ®Link、リブレ®LinkUp）

　デバイスの進化とともに、データ管理において情報通信技術の活用が進んでいる。前述のように2020年10月よりクラウドベースのデータ管理システムである「リブレ®View」がリリースされた。リブレ®Viewではデータの保存およびレポートの作成をweb上で行うことができる。医療従事者用と患者用のアカウントが別々に用意されており、無料でアカウントの作成および使用ができる。これにより医療従事者だけでなく患者自身がパソコンなどのデバイスを用いて、Readerからクラウド上にデータをアップロードおよび閲覧できるようになった。アップロードされたデータは半永久的にクラウド内に保管される。また診療機関ごとにケアチームというグループを作成し、そのグループに固有の医療プラクティスIDを患者が入力することで、当該ケアチームに所属する医療従事者にデータを共有できる。医療従事者用アカウントでは、医療従事者が所属しているケアチームに連携した全ての患者のグルコースデータを一元管理できる。これは患者と対面しなくても遠隔でデータの閲覧を行えるようになったことを意味する。ソフトウエアは将来的にはアップデートが行われない予定のため、今後はスタンドアローンPCでなくクラウドでのデータ管理が一般的になるであろう。

　2021年2月にはスマートフォンのアプリである「FreeStyle リブレ®Link」（以下、リブレLinkと略す）がリリースされた。リブレLinkにより近距離無線通信を利用してスマートフォンをReaderのように使用することが可能になった。つまりスマートフォンでスキャンすると、その時点でのグルコース値や過去8時間分のグルコースデータをスマートフォンで閲覧が可能になる。リブレLinkではレポートの閲覧も可能で、AGPやTIRなどの情報をスマートフォンで確認でき、患者自身による血糖トレンドの把握が容易になった。リブレLinkにおいても医療プラクティスIDを入力することで、リブレ®Viewを経由して、医療従事者にデータを共有できる。リブレLinkからリブレ®Viewへのデータのアップロードは自動的に行われる点で優れており、患者および医療従事者の負担の軽減になる。またリブレLinkではReader使用時と同型のセンサを使用するが、第3世代のアルゴリズムへの変更に伴って精度が改善され、MARD（平均絶対的相対的差異）は9.2％と他のCGM機器と比較しても高精度になっている。

　2022年4月には家族や介助者用のスマートフォンアプリである「リブレ®LinkUp」の使用が開

始された。このアプリにより患者の許可を得た家族や介助者が、患者のリブレLinkに記録されたグルコースデータを遠隔から閲覧できるようになった。

　こうした情報通信技術の活用は慣れれば便利だが、開始に当たっては混乱を生じ、また時間的な制約のある外来診療においてはしばしば困難を伴うことがある。その際はカスタマーサービスの利用に加えて、患者向けサポートサービス「FreeStyleリブレケア」が有用である。患者が登録することで電話やメールでアボット社よりサポートを受けられるので、必要に応じて活用していきたい。

## ＜参考＞FreeStyleリブレ®Pro

　FreeStyleリブレ®Pro（以下、リブレProと略す）はリブレと同様にwired enzyme technologyを使用して、間質液中のグルコース濃度を測定する、指先穿刺の不要なCGM機器である。リブレProはリブレと異なり、Readerを医療従事者が保有し、使用後にデータの閲覧・解析を行うプロフェッショナルCGMである。リブレProのReaderは複数の患者のセンサに対応させて同時に使用が可能だが、血糖値やケトン体の測定は行えない。またリブレProはリブレLinkに対応しておらず、スマートフォンを用いたデータのスキャンを行うことはできない。レポートはリブレと同様にソフトウエアないしはリブレ®Viewを用いて出力が可能である。リブレProの適応は「1型糖尿病患者」あるいは「低血糖発作を繰り返すなど重篤な有害事象が起きている血糖コントロールが不安定な2型糖尿病患者」とされており、インスリン注射を行っていない2型糖尿病患者においても使用が可能である点が他のCGM機器と異なる。実際にわれわれの施設の内服加療のみの2型糖尿病患者において検討したところ、リブレProは低血糖の検出に有用であった[7]。なおリブレPro施設基準はFreeStyleリブレ®に比べて要件が厳しく、FreeStyleリブレ®の施設基準である専門知識及び経験を有した常勤医師の条件に加えて、持続皮下インスリン注入療法（continuous subcutaneous insulin infusion：CSII）を行っている医療機関に限られ、事前に届け出を行った医療機関においてのみ保険償還される。

参考文献

1)　Battelino T, et al. Diabetes Care, 42（8）: 1593-1603, 2019.
2)　Evans M, et al. Diabetes Ther,11（1）: 83-95, 2020.
3)　Bolinder J, et al. Lancet, 388（10057）: 2254-2263, 2016.
4)　Haak T, et al. Diabetes Ther, 8（1）: 55-73, 2017.
5)　Deshmukh H, et al. Diabetes Care, 43（9）: 2153-2160, 2020.
6)　Yaron M, et al. Diabetes Care, 42（7）: 1178-1184, 2019.
7)　Abe H, et al. Geriatr Gerontol Int, 19（10）: 1030-1035, 2019.

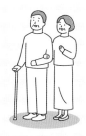

# 高齢者とCGM・インスリンポンプ

•••••••••••••••••••••••••• 田村 嘉章（東京都健康長寿医療センター　糖尿病・代謝・内分泌内科）

## 1 はじめに

　高齢者糖尿病では、食後の高血糖が見られる、血糖変動が大きいなどの特徴があり、低血糖も生じやすい。高齢者では自律神経機能の低下のため、発汗、動悸、手の震えなどの典型的な低血糖症状が出ず、目まいやふらつきといった非典型症状となることがある。無自覚性低血糖になりやすく、重症低血糖を起こすこともある。

　重症低血糖は認知症のリスクとなることが知られ、一方で認知症は重症低血糖のリスクであることから、両者に悪循環が形成される。最近では、低血糖がフレイルと関連するという報告も見られており、フレイル予防の観点からも低血糖予防は重要である。「高齢者糖尿病診療ガイドライン2017」では、認知機能やADLが低下した患者では血糖コントロール目標（HbA1c値）を緩めに設定している。重症低血糖を起こし得る薬剤を投与されている患者では、さらにHbA1c目標を高めにするとともに、下限値を設定していることが特徴である[1]。

　高齢1型糖尿病患者では内因性の基礎インスリンの必要量パターンにも特徴があり、早朝のピークに比べ午後から夜間では必要量が約半分に低下している[2]。このため、頻回インスリン注射では夜間の低血糖を回避しつつ早朝の高血糖を抑えるのは若年者より難しいと考えられる。

## 2 高齢糖尿病患者における持続血糖測定（continuous glucose monitoring：CGM）の利点

　CGMは血糖変動が確認できることが重要だが、高齢者においては特に無自覚性低血糖の検出についての意義が大きいと考えられる。HbA1cが適正な範囲にある患者であっても、低血糖を生じている可能性は存在する。60歳以上の1型糖尿病患者（平均HbA1c 7.5％）を対象にCGMの効果を検証するために行われた6カ月のランダム化比較試験であるWISDM試験のベースラインデータでは、半数以上で1日1時間以上グルコース<70mg/dLの時間帯があると判明している[3]。患者はCGMの使用によって、グルコーストレンド（血糖変動）を随時確認したり、アラーム機能を使用したりして低血糖予防行動をとることができる。また医療従事者は一定期間の結果を基に、インスリン量の調節など治療のフィードバックを行うことで低血糖予防に役立てられると考えられる。上記のWISDM試験では、リアルタイムCGM（real-time CGM：rtCGM）を装着した患者

では、通常の血糖自己測定（self-monitoring of blood glucose：SMBG）に比べて time below range（TBR）、time above range（TAR）の時間の明らかな減少に加え、time in range（TIR）の増加が認められた[4]。HbA1c も CGM 群で低下し、重症低血糖の頻度も低かった。これらの結果より、米国糖尿病学会（ADA）の最新の標準治療指針でも、高齢1型糖尿病患者では低血糖を減らすため CGM を考慮すべきとしている[5]。

　2型糖尿病患者でも、スルホニルウレア（SU）薬やインスリンを使用している高齢者では高頻度に無自覚性低血糖を起こしている可能性があり、CGM はその検出に有用である。日本糖尿病学会が発表した「糖尿病治療に関連した重症低血糖の調査委員会報告」では、2型糖尿病患者の重症低血糖の大部分は高齢者で発生しており、そのほとんどが SU 薬またはインスリンを使用していた[6]。実際に、施設入所中で低血糖を起こし得る薬剤を使用中の高齢糖尿病患者に2週間の CGM を行ったところ、従来の測定では12%しか検出できなかった低血糖（グルコース<70 mg/dL）が79%に見られ、特に HbA1c<7%の者では100%に認められたという[7]（ただし、2型糖尿病患者に対する皮下連続式グルコース測定は、低血糖発作を繰り返すなど重篤な有害事象が起きている血糖コントロールが不安定な患者が対象であって、医師の指示に従い血糖コントロールを行う意思のある患者にのみ算定できることに注意する）。さらに最近、フラッシュグルコースモニタリング（flash glucose monitoring：FGM）がインスリンの自己注射を1日に1回以上行っている全ての外来患者に適応となったため、インスリン使用者での無自覚性低血糖の検出に有意義と考えられる。一方、持効型溶解インスリンを注射している高齢2型糖尿病患者のうち、rtCGM を装着した患者では、血糖自己測定の患者に比べて有意に TIR が増加し TAR が低下していた[8]（2型糖尿病患者に対する rtCGM は、内因性インスリン分泌が欠乏〈空腹時血清 C ペプチド 0.5 ng/mL 未満〉しており、インスリン治療を行っていても低血糖発作など重篤な有害事象が起きている血糖コントロール不安定な患者が適応となることに注意する）。

　2019年に発表された国際的なコンセンサスでは、高齢者糖尿病では CGM の TBR（<70 mg/dL）を<1%にすることが推奨されている[9]。

---

### 3　SAP（sensor augmented pump）、低グルコース一時停止（low glucose suspend：LGS）、低グルコース前一時停止（predictive low glucose suspend：PLGS）の利点

　インスリンポンプを使用している患者にとって、CGM と連動したポンプ（SAP）、特に LGS や PLGS 機能の付いた SAP の使用により、より確実な重症低血糖予防を図ることができる。高齢の1型および2型糖尿病患者を対象とした研究では、SAP＋LGS を使用することにより重症低血糖や入院の頻度が明らかに低下したと報告されている[10]。PLGS はさらに無自覚性低血糖を未然に回避することが期待できる。

## 4　ハイブリッド型クローズドループ (Hybrid Closed-Loop：HCL) 機能付きインスリンポンプの利点

　2022年に、rtCGMのセンサグルコース値に連動して自動的に基礎インスリンレートが設定されるHCL機能搭載のインスリンポンプが発売された。これにより高齢1型糖尿病患者の血糖変動がさらに改善し、低血糖リスクも減少すると期待される。実際に60歳以上の1型糖尿病患者に対する、closed-loop付きポンプとSAP (rtCGM) のみのポンプのクロスオーバー試験が行われているが、この試験ではclosed-loop群でTIRが明らかに増加し、TBRが減少した[11]。

## 5　高齢糖尿病患者におけるCGM使用上の問題点

　上記のように、CGMおよびCGMと連動したインスリンポンプは高齢者に利点が多いと考えられるが、運用において注意すべき点もある。

　糖尿病は認知症の発症リスクとなり、高齢者糖尿病では認知機能が低下した患者も多い。CGMを導入する前に、患者本人だけで操作が行えるかを判断し、難しいと思われる場合は家族や介護者に操作の一部あるいは全部を指導する必要がある。このため、導入前に必ず患者の認知機能の評価と、社会的サポート状態の評価が必要である。

　記憶障害のある高齢者でのFGMのstudyでは、スキャンの回数の個人差が非常に大きいと報告されている[12]。rtCGMはスキャンの必要がないが、トランスミッタの着脱などがやや複雑となる。一方、センサのグルコース値と血糖の実測値の間に乖離が出ることがあり、これが大きい時は、まずセンサの装着が適正かどうかを確認する。高齢者では比較的装着が簡単なFGMのセンサであっても、初回装着時には手順を詳しく説明する必要があり、受診のたびに正しく装着されているかを確認する。皮膚トラブルに気付かない患者も多いので併せてチェックする。較正を必要とする、あるいは較正がかけられる機種については、入力が正しく行われているかどうかをチェックする。

　最近、スマートフォンのアプリと連動してスマートフォン上にグルコースデータが表示され、それをクラウドに上げることによって医療従事者もデータを共有するシステムが普及しており、FGM、rtCGMそれぞれで利用できるが、これらを使いこなすのは患者一人では難しく、家族や介護者の協力を必要とする場合が多い。

　SAP使用者ではさらにインスリンポンプの使用にも習熟している必要がある。チューブの閉塞に気付かずに糖尿病ケトアシドーシス (DKA) を起こすことがないように、血糖の推移を家族、介護者にもフォローしてもらい、必要があれば速やかに差し替えをするよう指導しておく。われわれの外来でも、SAPを行っている超高齢の患者では、ポンプの刺入、インスリンの充填、センサの交換、補正血糖値の入力の全てを家族が行い、患者本人はボーラスの注入のみとしている (なお、高齢の場合、カーボカウントがうまくできない患者が多く、逆に血糖コントロール不良になってしまうこともある。この場合もカーボカウントは行わず、高血糖時の補正インスリンのみを上乗せしている)。

　この他、費用の問題もある。血糖自己測定を1日4回行うSAP療法では、月の費用が9,000点以上（3割負担では約3万円）かかる。患者の経済的負担も考慮しながら機器を決定していく必要があろう。

参考文献

1）　日本老年医学会・日本糖尿病学会 編・著, 高齢者糖尿病診療ガイドライン2017: 46, 南江堂, 東京, 2017.

2）　Scheiner G, et al. Diabetes Res Clin Pract, 69(1): 14-21, 2005.

3）　Carlson AL, et al. J Diabetes Sci Technol, 15(3): 582-592, 2021.

4）　Pratley RE, et al. JAMA, 323(23): 2397-2406, 2020.

5）　American Diabetes Association Professional Practice Committee. Diabetes Care, 45(Suppl.1): S195-S207, 2022.

6）　日本糖尿病学会―糖尿病治療に関連した重症低血糖の調査委員会―, 糖尿病治療に関連した重症低血糖の調査委員会報告, 糖尿病, 60(12): 826-842, 2017.

7）　Bouillet B, et al. Age Ageing, 50(6): 2088-2093, 2021.

8）　Bao S, et al. Diabetes Technol Ther, 24(5): 299-306, 2022.

9）　Battelino T, et al. Diabetes Care, 42(8): 1593-1603, 2019.

10）　Morros-González E, et al. Diabetes Metab Syndr, 15(3): 649-653, 2021.

11）　McAuley SA, et al. Diabetes Care, 45(2): 381-390, 2022.

12）　Mattishent K, et al. BMJ Open, 9(11): e032037, 2019.

# 運動とCGM

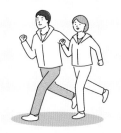

・・・・・・・・・・・・・・・・・・・・・・・・・・・・・・・・ 東 宏一郎（練馬総合病院 糖尿病センター・スポーツ医学センター）

## 1 はじめに

　「運動が健康に良い」ことは数多くの前向きコホート研究・介入研究により示され、平成26年版の厚生労働白書※においても運動不足は、喫煙、高血圧に続く死亡のリスク要因（WHOの報告ではさらに高脂血症に次いで4番目）と考えられている。

　運動の効果は、糖尿病者でも非糖尿病者でも違いがないが、糖尿病者は低体力の者が多いこと、運動習慣がない場合が多いことや細小血管障害や動脈硬化の合併により運動に伴う心血管リスクが高い場合もあることに注意が必要である。そして何より、運動による低血糖への配慮が必要で、特に1型糖尿病者においては、低血糖の危惧から運動は必ずしも積極的には勧められてこなかった。

　しかし、持続血糖測定（continuous glucose monitoring：CGM）の進歩により、運動が（インスリンが適切に調節されれば）食後血糖を下げ、血糖変動を抑えることが明らかにされつつある。また、運動中の血糖をリアルタイムに知ることで、低血糖を回避しながら運動を行うことが可能になりつつある。

## 2 運動の効果についての基本的考え方

　糖尿病者に限らず、運動の効果について下記2つの重要な原則を知っておく必要がある。

### ①運動量・反応関係（図1）

　1つ目が、（有酸素）運動の効果は、運動強度・持続時間・頻度の積で表される運動量（運動によるエネルギー消費量）に比例する、すなわちなるべく強い運動を長時間、なるべく頻度を高く行うほど、健康上のメリットが大きいとする明確な運動量（身体活動量）・反応関係である[1,2]。

　図1で注目すべきは、寿命延伸や血圧改善などは、運動習慣のない者であれば、わずかでも現在より運動することで初期には効果が期待できる点である。一方で、血糖や体重の改善には、糖やエネルギーの消費が必要となり、運動量に見合って直線的に効果が見られる。そのため、一般人では、週150分の中強度の有酸素身体活動もしくは、週75分の高強度有酸素身体活動を行うこと、またはその同等の組み合わせを行うことが勧められるが、体重コントロールが目的である場合や、心血管疾患リスクの高い患者・2型糖尿病者では、その倍量（わが国における1日1万歩や23メッ

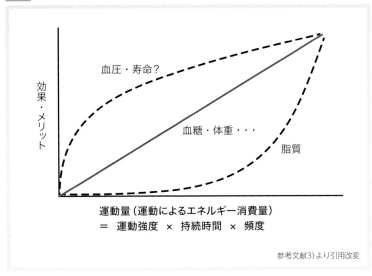

**図1** 運動量・反応関係

効果・メリット

血圧・寿命？

血糖・体重・・・

脂質

運動量（運動によるエネルギー消費量）
＝　運動強度　×　持続時間　×　頻度

参考文献3)より引用改変

ツ・時間にほぼ相当）まで増やすことが推奨されている[2]。後述のように、実際に運動量が血糖改善効果の程度に関与していることがCGMの結果からも明らかになりつつある。

**②レジスタンス運動併用の重要性（表1）**

　運動には、有酸素運動（身体活動）以外に、レジスタンス運動（筋トレ）、柔軟性運動（ストレッチ）がある。その中で、レジスタンス運動は、有酸素運動とほぼ同様の死亡率やリスク要因の改善（血圧低下、糖代謝改善）、心血管疾患発症リスク低下が認められるだけでなく、有酸素運動との併用の有用性が報告されている[1、2]。

　注意すべきは、レジスタンス運動の目的はあくまでも筋力・筋量の維持・向上にあり、有酸素運動（身体活動）とは目的が異なり、置き換えられるものではない点である。特に多くの糖尿病者のように低体力者では、有酸素運動のみでは強度不足のため時間ばかりかかって効果が上がらないことや、（有酸素運動としての）1日1万歩を目標にしても膝痛などで続けられないことは比較的よく経験され、併用の重要性が強調されている。柔軟性運動については、現在のところエビデンスに乏しいが、日常臨床の視点からは、特に低体力者では柔軟性運動の重要性は高く、何らかの理由で有

**表1** 運動の種類と目的・方法

| | 有酸素運動（身体活動） | レジスタンス運動（筋トレ） |
|---|---|---|
| **目　的** | 全身持久力の向上 | 目的とする筋肉の筋力・筋量の向上 |
| **健康効果** | 寿命　心血管疾患・糖尿病・がん発症予防　QOL改善など | 有酸素運動同様<br>＋ロコモティブシンドローム減少 |
| **方　法** | できるだけ頻度高く<br>量（強度×時間）依存<br>1回15〜30分以上 | できるだけまとめて（週2〜3回）<br>疲労まで（筋肉への十分な負荷）<br>1回2〜4セット |

酸素運動やレジスタンス運動の実施が困難であれば、柔軟性運動からスタートすることで初期には（座位時間を減らすという意味においても）十分に効果が期待でき、徐々に有酸素運動、レジスタンス運動と併用していけるものと考えられる。

## 3 運動の血糖改善効果―CGMの結果―

Van Dijkらは、60人の中高年肥満2型糖尿病者を対象に、1時間の速歩に相当する中等度強度エルゴ運動（約300〜400kcal相当）を行った日と行わない日の、その後24時間の血糖変化をCGMで評価した[3]。その結果、平均血糖は約10％減少、食後高血糖は約30％低下し、その一方で低血糖頻度は高まらず（23分→5分／日）、血糖変動も有意に減少する結果であった[3]。その後のメタアナリシスでも運動は高血糖時間を減らす一方で低血糖や空腹時血糖は変わらないと報告されている[4,5]。

運動はまとめて行った方がよいか、こまめに行う方がよいかについても多くの報告がある。上述のオランダのグループの報告では、20人の中高年肥満2型糖尿病者に対して、45分間のエルゴ運動を行った日と、毎食後15分間の散歩を行った日で、その後24時間の血糖変化をCGMで評価している[6]。すると、いずれの運動でも行わなかった日に比べて食後高血糖は有意に改善したが、前者（45分間のエルゴ運動）でより効果が高かった[6]。その理由として、前者は約350kcalのエネルギー消費（運動量）であったのに対して、後者は短時間であるためウオーミングアップ・クーリングダウンを含めると（運動としての）速歩の時間がなく、結果として運動時間は同様（15分×3回＝45分）であったが、強度不足のためエネルギー消費（運動量）が約180kcalと半量であったことが考えられた。すなわち、図1に示すように体重・血糖に関しては運動量との間に直線的な量・反応関係が見られることを裏付ける結果であった。

実際に、他グループより、エネルギー消費をそろえた場合には、毎食後の運動が1日1回の運動に比してより血糖改善効果が高かったとするCGM結果が報告されており[7]、いわゆる運動による（短時間の）急性効果は、食後高血糖のタイミングで行うことが、（48時間程度持続すると考えられる）慢性効果には、運動量が、それぞれより重要と考えられる。

## 4 運動の種類による血糖改善効果の違い

高強度運動時には、カテコラミンの働きによる肝糖放出の増加が筋肉の糖取り込みを上回ることで、運動中の血糖はむしろ増加することはよく知られている[8]。実際に、1型糖尿病者では、レジスタンス運動を有酸素運動前に行うことで、運動中の低血糖を予防できることも示されている[9]。

また、運動量を最大化することが目的である有酸素運動と違い、高強度インターバル運動やレジスタンス運動は、それぞれ運動強度の最大化、筋肉への負荷の最大化が目的であるため、血糖改善効果を定量化することは困難であるが、有酸素運動と同等かそれ以上の効果が報告されている[5]。

## 5　運動による低血糖と血中インスリン濃度

　健常人ではインスリンの速やかな分泌と停止により、高血糖・低血糖を来すことなく極めて狭い範囲で血糖が制御されている。インスリン非依存の（2型）糖尿病者では、追加インスリンの分泌遅延によりいったん高血糖を生じ、高血糖刺激による遅延したインスリン過剰分泌が生じて反応性低血糖を来すことも少なくない。そのため、運動による高血糖の是正が低血糖も減らす（→血糖変動を抑える）ことにつながる。その一方で、インスリン依存状態にある（1型）糖尿病者では、運動により高血糖を減らすことができても（外因性インスリンの作用による）低血糖は予防できず、低血糖への配慮・インスリン調節が極めて重要となる。

　健常人でもインスリン作用下での運動でわずかながら低血糖が誘発されることが報告されている[10]。田中らは、11人の若年健常男性で、1時間の中等度強度運動（約550kcal相当）を、朝食前（7時）と、夕食前（16時、昼食後4時間）に行い、運動後24時間のCGMで評価した。本研究はメタボリックチャンバー内で実施されており、エネルギー消費やエネルギー基質（糖質・脂質酸化割合）についても詳細に評価が行われた[10]。その結果、朝食前の運動では、脂質がよりエネルギーとして利用され、非運動日とほぼ同様の血糖変動であったのに対して、夕食前の運動では、昼食後のインスリン作用により糖質がよりエネルギーとして利用され、結果として運動中のわずかな血糖低下があり、血糖変動も大きくなった。実際に運動前の血中インスリン濃度と運動中の血糖降下には強い負の相関が見られた。

　糖尿病者と非糖尿病者の大きな違いは、その血糖変動の大きさであり、インスリン分泌が低下・枯渇するほど血糖変動（血糖をコントロールする力）はより大きくなる。

　Gomezらは、35人のSAP中の若年1型糖尿病者（総インスリン投与量0.75±0.34U/kg/日）に対して、1時間の中等度強度有酸素運動（約300kcal）を、7時（朝食前2時間）、16時（昼食後4時間、夕食前2時間）に行った時の、その後36時間のCGM結果を運動前24時間と比較した[11]。その結果、朝食前運動では、time in range（TIR）（70〜200mg/dL）が63±約31％→83±約18％に有意に増加したのに対して、夕食前運動では、TIRは変わらず、time below range（TBR）（<70mg/dL）が1.1％→7.5％と有意に増加した[11]。その理由としてコルチゾールの日内変動などインスリン以外の影響も考えられるが、低血糖の予防の観点からは、インスリン作用下での運動が、運動中、運動後の低血糖リスクを高めることは改めて認識しておく必要がある。

　1型糖尿病者の運動時の（外因性）インスリン投与調整に関して、2020年に欧州糖尿病学会（EASD）／国際児童青年糖尿病学会（ISPAD）／米国糖尿病学会（ADA）からCGMを用いた運動時血糖コントロールの指針が出されている[12]。その中で、運動時の低血糖リスクを、①運動習慣と②非運動時の低血糖の有無で3段階に分類している。すなわち、運動習慣がないものはハイリスク、週2回以上の運動習慣があればローリスクとなっている。また、無自覚性低血糖や重症低血糖、TBR＞8％はハイリスク、いずれもなく、TBR＜4％であればローリスクとしている。ここで、①運動習慣、②非運動時の低血糖、のいずれかの基準を満たせば、よりハイリスクとして分類している。ハイリスクグループでは、より高血糖が許容され、CGMのトレンドと今後の血糖上昇

下降の予測により運動前・運動中のインスリン量・糖質摂取量の調整が勧められている[12]。

## 6 おわりに

CGMの登場により、運動による血糖改善効果が可視化できるようになった。

有酸素運動の血糖改善効果は、運動量（運動によるエネルギー消費量）に依存すると考えられ、タイミングよりいかに多く行うかがより重要と考えられる。

食後の高血糖改善には、運動を食後に行えればより（急性効果が期待でき）効果的である半面、1型糖尿病者などにおいては、（外因性インスリンが高濃度で作用しており）低血糖に注意が必要となる。低血糖回避の観点からは、（食後など）高濃度インスリン作用下での運動には細心の注意が必要で、運動前の（超速効型）インスリンを適切に減量する必要がある。

参考文献

1) Haskell WL, et al. Circulation, 116(9): 1081-1093, 2007.
2) O'Donovan G, et al. J Sports Sci, 28(6): 573-591, 2010.
3) Van Dijk JW, et al. Med Sci Sports Exerc, 45(4): 628-635, 2013.
4) MacLeod SF, et al. Diabetes Metab Res Rev, 29(8): 593-603, 2013.
5) Munan M, et al. Front Endocrinol(Lausanne), 11:495, 2020.
6) van Dijk JW, et al. Diabetes Care, 36(11): 3448-3453, 2013.
7) DiPietro L, et al. Diabetes Care, 36(10): 3262-3268, 2013.
8) Marliss EB, et al.Diabetes, 51 Suppl 1: S271-283, 2002.
9) Yardley JE, et al. Diabetes Care, 35(4): 669-675, 2012.
10) Tanaka Y, et al. Physiol Rep, 9(7): e14784, 2021.
11) Gomez AM, et al. J Diabetes Sci Technol, 9(3): 619-624, 2015.
12) Moser O, et al. Pediatr Diabetes, 21(8): 1375-1393, 2020.

＊厚生労働省. 平成26年版厚生労働白書,
　http://www.mhlw.go.jp/wp/hakusyo/kousei/14/backdata/1-2-2-01.html

# 食事とCGM

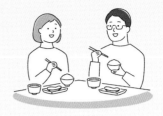

池原 佳世子 (済生会横浜市東部病院 糖尿病・内分泌内科)

## 1 はじめに

　内因性インスリンが著しく低下した糖尿病患者の血糖コントロールは極めて困難である。1日2回から4回の血糖自己測定 (self-monitoring of blood glucose：SMBG) よりも持続血糖測定 (continuous glucose monitoring：CGM) を使用することで、食事による血糖推移を評価しやすくなる。CGMで表示された血糖変動幅が広いと、糖尿病の合併症が進展しやすいと報告されている[1]。time in range (TIR) が70％以上を目標に治療するためには、食事の糖質量とインスリンの関係を正しく理解することが大切である。

## 2 血糖と責任インスリン

### ■ 生理的インスリン分泌とインスリン投与の考え方

　正常な血糖値は空腹時100mg/dL未満、食後2時間140mg/dL未満にコントロールされている。生理的なインスリン分泌は、基礎インスリン分泌と摂食により分泌される追加インスリン分泌によって血糖値を一定に保っている。内因性インスリン分泌が減少した糖尿病の治療では基礎インスリンと追加インスリンを投与する。

### ■ 糖尿病の食事指導

　適正な食事摂取と正しいインスリン投与が治療に必要で、年齢、肥満度、身体活動、病態、患者のアドヒアランスなどを考慮し、総エネルギー量を決める。現体重と目標体重に乖離のある場合は柔軟に対処する。目標体重 (kg) の目安は身長 $(m)^2 \times 22$ (65歳以上は22〜25) で計算し、目標体重×運動係数が総エネルギーとなる。運動係数は運動強度に合わせて25〜35に設定する。総エネルギーの40〜60％は炭水化物から摂取する[2]が、死亡率が最も低いのは糖質摂取率50〜55％と報告されている[3]。妊婦は別に計算方法がある[4]。

## 3 血糖に影響する因子

### ■ 栄養素による血糖推移

　血糖に影響を及ぼす栄養素は主に炭水化物だが、脂質とタンパク質も影響する。炭水化物にはエネルギーになる糖質とエネルギーにならない食物繊維がある。糖質は食後15分ほどで血糖が上昇し始め30～60分でピークとなり2時間後に元に戻るため、1回で摂取するおよその量を決めて、糖質に見合った超速効型インスリンを投与する（図1）。食物繊維は、ほとんど吸収されないので、食後の血糖を上げる原因とならず、むしろ血糖上昇を抑える。タンパク質は糖質による血糖上昇とは別に2.5～5時間後の血糖上昇を引き起こす。脂質単独でも血糖上昇に影響を及ぼすことが知られており、食事の栄養成分の割合などさまざまな要因が影響するため、血糖上昇を単純に評価することは困難である。栄養バランスの良い糖尿病食の場合、副食中の糖質量をおよそ20g／食と見積もることができるとされている[5]。

### ■ カーボカウント

#### ● 基礎カーボカウントと応用カーボカウント

　基礎カーボカウントは、糖質を摂取した後に目標範囲内に血糖値が推移するようにインスリンを投与する計算法である。応用カーボカウントは、食前血糖と目標血糖の差を補正するために必要なインスリンを、基礎カーボカウントで計算したインスリン量に追加して投与する計算法である。

#### ● 糖質／インスリン比とインスリン効果値

　糖質／インスリン比とは、超速効型インスリン1単位が処理できる糖質量のことである。インスリン効果値とは、1単位の超速効型インスリンで低下する血糖値である。頻回注射療法（multiple daily injection：MDI）中の糖質／インスリン比とインスリン効果値は、1日の総インスリン量（total daily dose：TDD）により数値を変える[5]（表1）。インスリンポンプ療法（continuous subcutaneous insulin infusion：CSII）、sensor augmented pump（SAP）においてはMDIの

**図1** 主要な栄養素による血糖上昇のイメージ

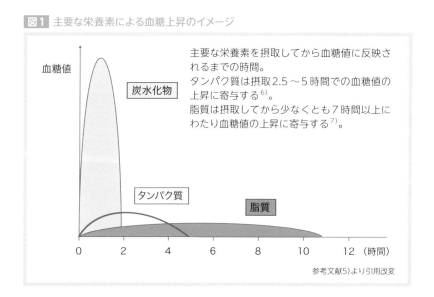

主要な栄養素を摂取してから血糖値に反映されるまでの時間。
タンパク質は摂取2.5～5時間での血糖値の上昇に寄与する[6]。
脂質は摂取してから少なくとも7時間以上にわたり血糖値の上昇に寄与する[7]。

参考文献5）より引用改変

表1 糖質／インスリン比とインスリン効果値の目安

| 1日の総インスリン量<br>(U/日) | 糖質／インスリン比<br>(g/U) | インスリン効果値<br>(mg/dL/U) |
|---|---|---|
| ～20 | 20 | 100 |
| 20～30 | 15 | 80～100 |
| 30以上 | 10 | 50 |

参考文献7)より許諾を得て抜粋し転載

TDD から計算する方法がある。ポンプの場合、MDI の TDD×0.87 をインスリンポンプ療法 TDD（ポンプTDD）とする。糖質／インスリン比は朝食 300/ポンプTDD、昼夕食 400/ポンプ TDD で計算し、インスリン効果値は 1700/ポンプTDD で計算する[6]。2022 年からミニメド™ 770G による SAP 治療がわが国でも承認され、マニュアルモードでは基礎インスリンの一時停止機能、オートモードでは自動で基礎インスリン注入量を調整できるようになった。しかし、追加インスリン投与は手動で行うため、正確に糖質量を入力し、糖質／インスリン比とインスリン効果値を適宜調整する必要がある。

## 4 CGMから見た調整

### ■ 基礎インスリンと追加インスリン

まず基礎インスリンを調整して、食事と関係ない時間の血糖が一定になるようにする。次に食後血糖の推移から追加インスリン量を調整する目的で糖質／インスリン比を変更する。さらに高血糖の補正インスリンはインスリン効果値で調整する。

### ■ パターンから見た追加インスリンの評価

#### ● 正常血糖

正常な血糖推移は、空腹時の血糖変動幅が ±30 mg/dL である。食後 4～5 時間で血糖値が食前血糖に戻れば追加インスリン投与量は適量である（図2b）。

図2 食前血糖と食後 4～5 時間後の血糖推移から見た糖質／インスリン比の調整

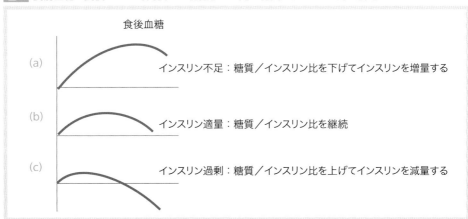

## ●インスリン不足

食後4〜5時間の血糖値が食前血糖よりも30mg/dL以上高い場合はインスリン不足と考える。糖質／インスリン比を2前後下げて再評価する。血糖補正で投与したインスリンが不足している場合はインスリン効果値を5〜10程度下げる（図2a）。

## ●インスリン過剰

インスリン過剰の場合は食前血糖よりも食後4〜5時間の血糖値が低下する。運動や基礎インスリン過剰、カーボカウントが不正確などの要素はあるが、再現性が高い場合は糖質／インスリン比を上げる、補正で血糖が下がり過ぎる場合はインスリン効果値を5〜10程度上げる（図2c、図3）。

**図3** 糖質／インスリン比11g/Uで血糖低下傾向であった(a)ため12g/Uに変更して低血糖は改善(b)

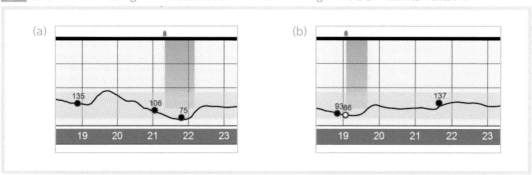

## 5 指導のポイント

カーボカウントを習得することは複雑で困難なことが多い。指導者も知識と経験が不足していることから実行するためのハードルが高くなる。栄養士、療養指導士、主治医などチームでサポートを繰り返して、個々の患者に合った治療を指導していただきたい。

参考文献

1) Beck RW, et al. Diabetes Care, 42(3): 400-405, 2019.
2) 日本糖尿病学会 編・著, 糖尿病治療ガイド2022-2023, 文光堂, 東京, 2022.
3) Seidelmann SB, et al. Lancet Public Health, 3(9): e419-e428, 2018.
4) 「日本人の食事摂取基準」策定検討会, 日本人の食事摂取基準(2020年版), 厚生労働省, 2019.
5) 日本糖尿病学会 編・著, カーボカウントの手びき―「糖尿病食事療法のための食品交換表」準拠―: 30, 文光堂, 東京, 2017.
6) Kuroda A, et al. Diabetes Technol Ther, 14(11): 1077-1080, 2012.
7) 川村智行, カーボカウントの活用, 糖尿病最新の治療2022-2024(荒木栄一, 綿田裕孝, 山内敏正編): 96, 南江堂, 東京, 2021.

# インスリンポンプ比較 第②章

# ハイブリッド型クローズドループシステム
## ―マニュアルモードからオートモードへ―

・・・・・・・・・・・・・・・・・・・・・・・・・ **小谷 紀子**（国立国際医療研究センター病院 糖尿病内分泌代謝科）

## **1** はじめに

　日本国内でのインスリンポンプ使用者は2015年までは5,000人に満たなかった*。2015年に持続血糖測定（continuous glucose monitoring：CGM）搭載型インスリンポンプ（sensor augmented pump：SAP）（MiniMed™620G、Medtronic）が使用可能となり、1型糖尿病における血糖管理の方法は大きく変わった。これまで血糖自己測定（self-monitoring of blood glucose：SMBG）による点のデータでは気付くことができなかった血糖変動を詳細に知ることができるようになった。2018年には低血糖自動注入停止機能（MiniMed™640G、Medtronic）が搭載され、低血糖を効率よく予防することができるようになり、現在では使用者は年々増加し、1万人を超えている*。そして2022年、ハイブリッド型クローズドループ（Hybrid Closed-Loop：HCL）システム（MiniMed™770G、Medtronic）が使用できるようになり（図1）、われわれは再び、新たな血糖管理の方法を経験している。

**図1** ハイブリッド型クローズドループシステム

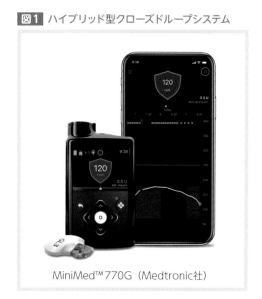

MiniMed™770G（Medtronic社）

## **2** ハイブリッド型クローズドループ（HCL）システムの正しい情報提供

　HCLシステムが搭載されたMiniMed™770Gをオートモードで使用すると、グルコース値120 mg/dLを目標に基礎インスリン量が自動で調節される。自動調節されるのは基礎インスリンであるため、食後の急な血糖上昇などを速やかに是正することはできない。患者への情報提供の際には、MiniMed™770Gは自動運転のデバイスではなく、自身で操縦するオートマチック車のようなものだと説明している。自動運転に期待して、患者が落胆することがないように、正しい情報提供が必要である。

　デバイスは常により良いものへと開発が進み、現在に至っている。MiniMed™770GのHCLシステムもこの先まだ進化していく開発途上のものであり、利便性を追求しつつも、安全性に重きを

置いた設計になっている。したがって、オートモード中に、①2時間半継続して最小注入レートで注入している場合、②4時間継続して最大注入レートで注入している場合、③センサが実際の血糖値より低値を示している可能性がある場合、④入力した血糖値が現在のグルコース値と35％以上異なっている場合、正しい血糖値を確認するために、血糖測定を要求される。センサ較正以外にこの血糖測定が必要となるため、MiniMed™640Gを使用していた時よりも血糖測定回数が増える。患者には、「正しいグルコース値を確認するための血糖測定が必要なデバイス」をこれから使う、ということをよく理解していただかなくてはならない。

## 3 オートモード開始までにしておきたいこと

　MiniMed™770Gのオートモードでは、使用者が設定できるのは「糖質比」と、使用するインスリン製剤に応じて決まる「残存インスリン時間」の2点だけである。したがって、オートモードを使用する前には、あらかじめこの2点の設定が正しいことを確認しておきたい。SAP（MiniMed™640G）を使用していて、食後血糖上昇が多く、高血糖補正に追加インスリンを使用することが多いという場合は、カーボカウントや糖質比を見直して、HCLシステムを良好に使いこなせるようにしておきたい。オートモード機能を使用すると、これまでのように、好きな時に好きな量のインスリンを注入するということができない。食後高血糖をオートモードに任せると、基礎インスリンが個々の最大量で注入されるのだが、これでは血糖降下に時間がかかる。したがって、高血糖改善のための補正ボーラスを注入し、それでも血糖降下を認めない場合は、食べていない糖質「フェイクカーボ」を入力して、インスリンを注入するという方法がある。必要に応じてこの対応をとることは問題ないと考えるが、同時に、糖質比の見直しを行って食後高血糖を改善したい。

　HCLシステムではインスリン1単位でどの程度グルコース値が下がるかの指標であるインスリン効果値も自動的に算出される。MiniMed™770Gでは、高血糖の補正は150mg/dLを目標に補正ボーラスが計算される。このインスリンがどれくらいの時間効果があるかに応じて、基礎インスリンや補正ボーラス量が算出されるため、「残存インスリン時間」を正しく設定することは重要である。

　オートモードを使用する前には、マニュアルモードで使用し、使用者のインスリン必要量を確認する期間がある。どれくらいの期間マニュアルモードを継続して、オートモードに切り替えるかは、個々の希望に沿う形でよいと考える。一般的には1週間が推奨されているが、早くオートモードを使用したい場合はMiniMed™770G使用開始後の0時から48時間の準備時間の後開始可能である。自身でオートモードに切り替えることを不安に感じる患者は次の診察の際でも構わない。

　オートモード切り替え前のマニュアルモードを使用中は、通常通りのインスリン量で過ごしてもらう。オートモードで自動調整される基礎インスリンの最大量は、1日使用インスリン量（total daily dose：TDD）を基に算出される。準備期間中に、食事を抜いたり、強い運動などでインスリン量を減らしたりするようなことが続くと、TDDが減少するため、オートモードの自動基礎インスリン最大量が少なく設定されてしまう。そうするとオートモードに切り替えた際に、十分量の

基礎インスリンが注入されず、高血糖が続くということを経験する場合がある。これについては、日々過去のデータを基に調整がなされるので大きな問題にはならないが、導入をスムーズに行うためには、気を付けておきたい。

## 4 オートモード使用時の注意

MiniMed™770Gは、マニュアルモードでMiniMed™640Gと同様の使い方が可能である。オートモードで使用していても、マニュアルモードに切り替える際、あるいは、インスリンペンが必要になる時のために、インスリン注入量を知っておかなければならない。そのような時のために、医療従事者はオートモードのケアリンク™レポートから、定期的に糖質比、インスリン効果値、基礎インスリン設定を確認し、見直しておく必要がある。

オートモードにおいて、マニュアルモード／MiniMed™640G使用時と大きく異なるのは基礎インスリンとボーラスインスリンの意味である（図2）。これまでは基礎インスリンとボーラスインスリンは日本人では3対7の比率であることが多く、それぞれ別の目的で使用するインスリンであり、インスリン量の調節も完全に分けて考えていた。オートモードでは、食事ボーラスの不足でグルコース値上昇を認めると基礎インスリンが補充され、食事ボーラスの過剰でグルコース値低下を認めると基礎インスリンの自動注入量が減る／停止することで、目標血糖120mg/dLになるように調節する。このようなインスリンの使い方により、オートモードでは、基礎インスリンとボーラスインスリンの境界がなくなっている。食後高血糖が頻回な人ほど、基礎インスリンが高血糖補正のために注入されるため、ケアリンク™レポートで表記される基礎インスリンの比率が増えることがある。ケアリンク™レポートから、患者のインスリンの使い方を把握しておく必要がある。

オートモードでは、高グルコース値を認めた際、ポンプが算出するインスリン効果値に従い目標血糖は150mg/dLとして追加インスリン量が決定される。追加インスリン量が足りないと感じる場合や、その後の活動量を考慮すると減らしたい時、マニュアルモードではその都度増減することができたが、オートモードでは指定されたインスリン量を注入しなければならない。現在のHCLシステムは、150mg/dLを目標に補正した後は、自動基礎インスリン注入により120mg/dLを目標にプログラムされていることを理解して、使いこなしていかなくてはならない。

**図2** HCLシステム（MiniMed™770G）における基礎インスリンとボーラスインスリンの関係

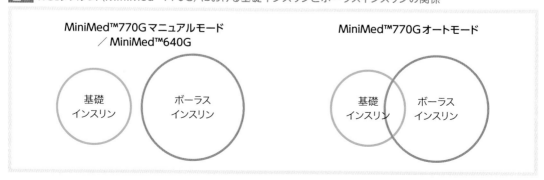

## 5 HCLシステムの効果

実際にHCLシステムを導入した際の効果を紹介する。

マニュアルモード／MiniMed™640Gでは、日によって異なる血糖変動に対応することは難しい。夜間の血糖変動など、グルコース値をモニターできない時間帯の調整はできない。MiniMed™770Gのオートモードでは、夜間の睡眠中も基礎インスリン量がグルコース値の変化に応じて増減するため、グルコース値120mg/dL前後の安定した推移を達成することができる（図3）。

**図3** HCLシステム（MiniMed™770Gオートモード）の有用性
MiniMed™640Gにおける夜間の血糖変動がMiniMed™770Gのオートモードでは解消され、夜間を通してグルコース値120mg/dL前後で安定した。

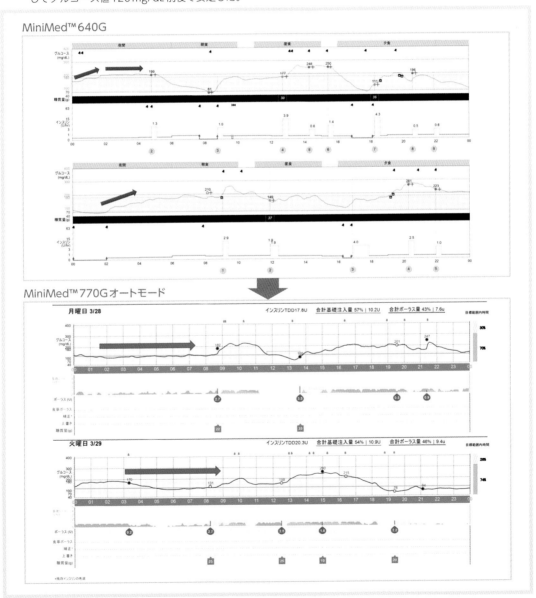

**図4** HCLシステム（MiniMed™770Gオートモード）の有用性

MiniMed™640G使用時は夜間高血糖のために追加インスリンを使用しているが、MiniMed™770Gオートモードでは夜間のグルコース推移の安定が得られ、夜間高血糖補正のために起床することがなくなり、良好な睡眠が得られるようになった。

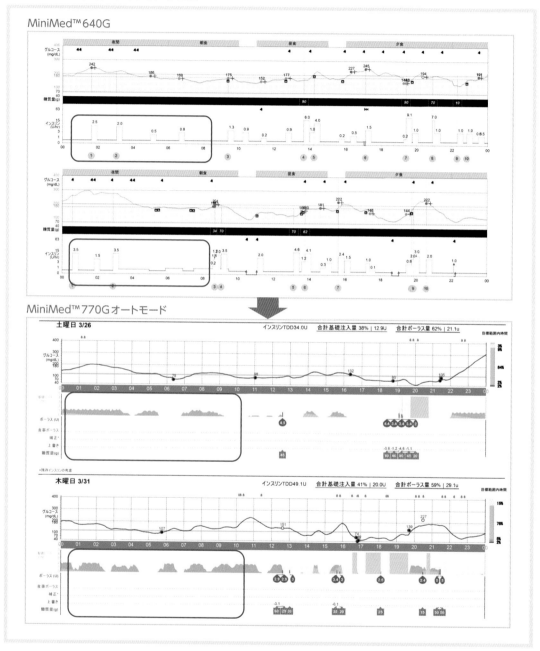

血糖管理を頑張る患者の中には、高血糖、低血糖に対応できるようにアラートを設定し、頻回のインスリン注入を行っていることがある。**図4**の症例では、ボーラスインスリン回数が多く、夜間も高血糖補正のためにインスリンを注入しており、十分に睡眠がとれていないことが懸念される。MiniMed™770Gに切り替えたところ、特に夜間においては自動的にインスリン注入量が調整さ

れ血糖変動がなくなることにより、朝まで熟睡できるようになり、QOLは格段に改善した。

　MiniMed™770Gの使い方は一人一人さまざまであるが、オートモード機能を使用しているほぼ全例において、夜間のグルコース値推移は安定し、120mg/dL前後で推移するようになることを経験している。

## 6　おわりに

　HCLシステムの使用で、これまでの低血糖自動注入停止機能の搭載のみであったMiniMed™640Gとは異なる血糖管理が可能となる。HCLシステムがどのようなものであり、どのような効果があるのか、まずは把握するために使っていただきたいと考える。その上で、生活の中で大きな変化がある時、活動量が大きく変わる時など、マニュアルモードでインスリン量を調整した方が血糖管理が容易な時は、オートモードからマニュアルモードに切り替え、一人一人の生活に合わせた使い方を考えていきたい。

　HCLシステムは、自動で全て管理可能となるものではなく、使用者の取り組みが必要である。使い始めてまだ数カ月であるが、使用している患者の声やケアリンク™レポートから、多くのヒントが得られている。これらを使用者全体にフィードバックして、MiniMed™770Gのオートモード機能を使うことによって血糖管理だけでなく、QOLも改善することを目的にサポートを続けていきたいと考える。

＊Medtronic社 調査データ

# テルモ社のメディセーフウィズ™

● ● ● ● ● ● ● ● ● ● ● ● ● ● ● ● 佐藤 淳子（順天堂大学大学院医学研究科 代謝内分泌内科学）

## 1 はじめに

インスリンポンプには、「チューブ式ポンプ」と「パッチ式ポンプ」の2種類がある。第2章前項「ハイブリッド型クローズドループシステム」で取り上げたミニメド™システム（日本メドトロニック社）はチューブ式である。皮下にインスリンを注入するためのプラスチック製のカニューレと、インスリンの入ったポンプ本体が細長いチューブ（インスリンポンプ注入セット）によって接続されている。本項で取り上げるのは、ポンプ本体とカニューレが一体化していて、細長いチューブのないパッチ式である。ポンプを腹部に直接貼り付け、ポンプの操作は無線通信（Bluetooth®）のリモコンで行う（図1）。

「パッチ式ポンプ」の誕生は、2000年の春にさかのぼる。John Brooks III（米国ジョスリン糖尿病センター所長／当時）の1型糖尿病の息子は「チューブ式ポンプ」を使っていたが、長いチューブが邪魔で、日常生活のフラストレーションとなっていた。Johnは偶然飛行機で隣りに座ったDuane Masonとこの話題で大いに盛り上がり、紙ナプキンの裏に「パッチ式ポンプ」の設計図を描き、数日後には世界で初めての「パッチ式ポンプ」Omnipod®の開発に着手したのである[1]。海外ではOmnipod®以外にもすでにAccu-Chek® Solo、Cellnovoなど多くの「パッチ式ポンプ」が使われている[2]。

インスリンポンプや関連デバイスの開発のほとんどは欧米の企業が先導しているが、テルモ社は日本発の初めてのインスリンポンプであり、現在日本で唯一使用可能な「パッチ式ポンプ」メディセーフウィズ™を開発し、2018年より販売している。"日常的な活動を制限しない治療"を目指すためのデバイスだ。

**図1** 「パッチ式ポンプ」のメディセーフウィズ™

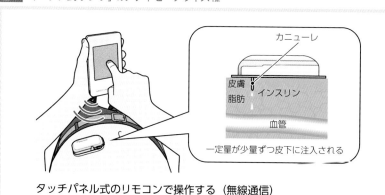

カニューレ
皮膚
脂肪 インスリン
血管
一定量が少量ずつ皮下に注入される

タッチパネル式のリモコンで操作する（無線通信）

(テルモ社資料より引用改変)

## 2 パッチ式ポンプの特徴

### ①チューブフリーで、小さく軽い

　海外の文献を見ると、多くの1型糖尿病の患者が「チューブ式ポンプ」より「パッチ式ポンプ」を好み、パッチ式に変えたことでポンプ療法のアドヒアランスが向上したというデータもある[3〜6]。チューブ式はポンプ本体で機器を操作するが、パッチ式では操作するリモコンが分かれている。そのためチューブがないだけではなく、本体サイズそのものが小さく、軽量化が可能（メディセーフウィズ™の本体は34g）になった。

　一方、パッチ式では、ポンプ本体では操作ができないため、常にリモコンを身近に置いておく必要がある（図2）。そのためメディセーフウィズ™にはON/OFF設定が可能な「リモコン忘れお知らせ機能」がついていて、リモコンとポンプが一定距離（1.5m以上）離れた場合や通信の干渉源が近くにある場合に、アラートで知らせてくれる。リモコン操作により、基礎インスリンを3パターン登録でき、一時基礎レートの設定も可能である。またボーラスインスリンも投与量と速度を選択することができ、カーボカウントのためのボーラス計算機能も付いている。ちなみに海外には2型糖尿病患者を対象とした非常にシンプルなPAQ®やV-Go®などの「パッチ式ポンプ」もあるが、基礎インスリン流量はあらかじめ設定された中からしか選べず、ボーラスは本体についているボタンを押して注入するため、リモコンはない[2、7]。

### ②操作が簡便で、使い捨て

　メディセーフウィズ™は、操作も簡便である。充填器を使ってカートリッジにインスリンを充填し、ポンプ本体に接続する。ポンプとリモコンの通信を設定し、イージーパッチ™と呼ばれる留置セットを腹部に貼り、穿刺し、カニューレを留置した後に、ポンプをイージーパッチ™に装着する（図3、4）。入浴時や激しい運動時は、ポンプを一時的に取り外し、イージーパッチ™のホ

**図2** メディセーフウィズ™ リモコンのメインメニュー

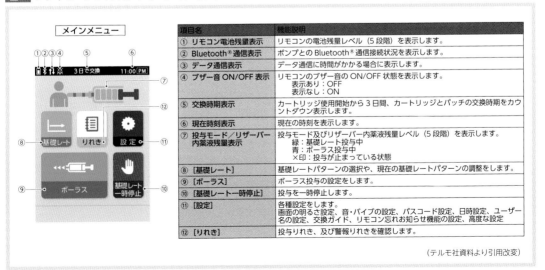

| 項目名 | 機能説明 |
|---|---|
| ① リモコン電池残量表示 | リモコンの電池残量レベル（5段階）を表示します。 |
| ② Bluetooth®通信表示 | ポンプとのBluetooth®通信接続状況を表示します。 |
| ③ データ通信表示 | データ通信に時間がかかる場合に表示します。 |
| ④ ブザー音 ON/OFF 表示 | リモコンのブザー音のON/OFF状態を表示します。<br>　表示あり：OFF<br>　表示なし：ON |
| ⑤ 交換時期表示 | カートリッジ使用開始から3日間、カートリッジとパッチの交換時期をカウントダウン表示します。 |
| ⑥ 現在時刻表示 | 現在の時刻を表示します。 |
| ⑦ 投与モード／リザーバー<br>　内薬液残量表示 | 投与モード及びリザーバー内薬液残量レベル（5段階）を表示します。<br>　緑：基礎レート投与中<br>　青：ボーラス投与中<br>　×印：投与が止まっている状態 |
| ⑧ [基礎レート] | 基礎レートパターンの選択や、現在の基礎レートパターンの調整をします。 |
| ⑨ [ボーラス] | ボーラス投与の設定をします。 |
| ⑩ [基礎レート一時停止] | 投与を一時停止します。 |
| ⑪ [設定] | 各種設定をします。<br>画面の明るさ設定、音・バイブの設定、パスコード設定、日時設定、ユーザー名の設定、交換ガイド、リモコン忘れお知らせ機能の設定、高度な設定 |
| ⑫ [りれき] | 投与りれき、及び警報りれきを確認します。 |

（テルモ社資料より引用改変）

ルダーに保護カバーを取り付ける。再装着の際は、基礎インスリンを再開することを忘れないようにする。

　チューブ式の本体は頑丈で、カニューレやチューブなどの周辺機器以外は基本的には壊れるまで交換することはないが、パッチ式ではリモコン以外は"使い捨て"である。メディセーフウィズ™ではカートリッジやイージーパッチ™は3日に1回交換し、ポンプ本体と充填器も6カ月に1回

**図3** メディセーフウィズ™の部品と、使用に際して必要なもの

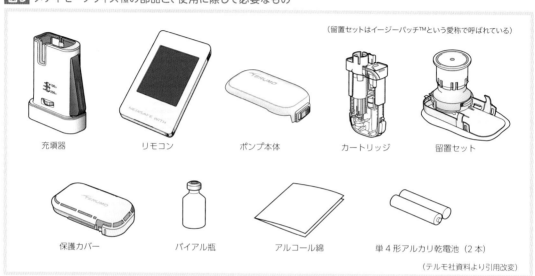

（留置セットはイージーパッチ™という愛称で呼ばれている）

充填器　　リモコン　　ポンプ本体　　カートリッジ　　留置セット

保護カバー　　バイアル瓶　　アルコール綿　　単4形アルカリ乾電池（2本）

（テルモ社資料より引用改変）

**図4** メディセーフウィズ™の装着方法

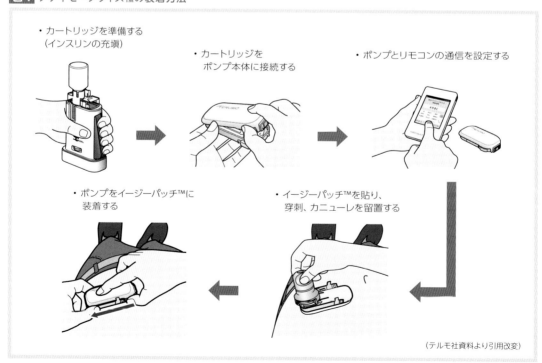

・カートリッジを準備する
（インスリンの充填）

・カートリッジを
　ポンプ本体に接続する

・ポンプとリモコンの通信を設定する

・ポンプをイージーパッチ™に
　装着する

・イージーパッチ™を貼り、
　穿刺、カニューレを留置する

（テルモ社資料より引用改変）

交換する。海外ではパッチ式の方が、コストがかからない場合もあるとされているが、日本の保険制度ではチューブ式と同じ価格設定である。

③**装着部位がより自由で、精度も高い**

　パッチ式はチューブがないことで、装着部位がより自由に選べるというメリットがある。メディセーフウィズ™ は腹部、腰部、腕、足などの皮下組織（脂肪）が十分な部位であれば、使用可能である。

　また、これまでチューブ式と比べて投与精度が劣ると考えられていたが、メディセーフウィズ™ は小さなステッピングモーターを使用した iCURADRIVE™ という独自の投与技術を用いることで、比較試験においてもチューブ式と同等の高い精度を実現している[8]。

## 3　メディセーフウィズ™の今後

　メディセーフウィズ™ は2018年に発売され、当時は限定された施設で使用されていたが、インスリン注入が遮断するなどの不具合があった。その後、イージーパッチ™の穿刺時の安定性、カニューレ留置密着部周辺の安定性、ポンプ装着性、保護カバーの形状などを改善し、2020年4月に本格的な全国展開を開始した。

　インスリンポンプ使用中は血糖自己測定（self-monitoring of blood glucose：SMBG）などを実施し、インスリンが確実に注入されていることをチェックする必要がある。測定のタイミングは、イージーパッチ™交換2〜3時間後、インスリンポンプの取り外し前後、食前、自動車の運転前、睡眠前、運動前などが推奨される。日本では現在、700人近くの患者が使用しており、欧州でも2021年初旬から展開されている。

　ポンプを操作するタッチパネル式のリモコンが大きいという使用者からの声があり、また日本メドトロニック社のインスリンポンプやリアルタイムCGM（real-time CGM：rtCGM）、アボットジャパン社のフリースタイルリブレ®（FreeStyleリブレ®）、テルモ社が扱うrtCGM（Dexcom G6）もスマホで操作できるようになっていることから、「メディセーフウィズ™」を操作する"スマホ型端末"の開発を開始しているという。

　また海外では「パッチ式ポンプ」とrtCGM（持続血糖モニター）とを組み合わせてrtCGM機能付きインスリンポンプ（sensor augmented pump：SAP）として使用することも可能になっている。テルモ社もインスリン自動投与制御（Automated Insulin Delivery：AID）システムのアルゴリズムを開発しているフランスのDiabeloop社と提携を開始した。この会社は投与制御アルゴリズムを搭載したスマートフォン型の専用端末「DBLG1」を開発し、CGMと他社のインスリンポンプを組み合わせたAIDシステムをすでに欧州で展開している。無線通信でCGMから得られる5分ごとのデータに加え、患者の状態、血糖値の推移、食事・活動のデータ入力を基に、リアルタイムに適切なインスリン投与量を算出するという。今後の展開に大きな期待が寄せられている。

参考文献

1) Ly TT, et al. J Diabetes Sci Technol, 13(1): 20-26, 2019.
2) Ginsberg BH. J Diabetes Sci Technol, 13(1): 27-33, 2019.
3) Lebenthal Y, et al. Diabetes Technol Ther, 14(5): 411-417, 2012.
4) Buckingham BA, et al. Diabetes Technol Ther, 20(4): 257-262, 2018.
5) Pickup JC, et al. Diabetes Technol Ther, 16(3): 145-149, 2014.
6) Peyrot M, et al. Diabetes Ther, 9(1): 297-307, 2018.
7) Heinemann L, et al. J Diabetes Sci Technol, 13(1): 34-40, 2019.
8) Baumstark A, et al. J Diabetes Sci Technol, 16(4): 971-975, 2022.

## インスリンポンプ トピック❶

# インスリンポンプと
# 糖尿病ケトアシドーシス（DKA）

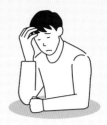

伊藤 新（慶應義塾大学医学部 腎臓内分泌代謝内科）

## 1 はじめに

　インスリンポンプで治療されている内因性分泌の枯渇した1型糖尿病患者において、最も注意すべき急性合併症は糖尿病ケトアシドーシス（DKA）である。ペン型注入器による頻回注射療法（multiple daily injection：MDI）を行っている患者では、長時間効果が持続する持効型溶解インスリンの使用によりケトーシス予防が効果的に行われる一方で、インスリンポンプによる治療では基礎・追加インスリン補充の両者が超速効型インスリンで行われることになるため、注入遮断あるいは何らかの原因により、超速効型インスリンの作用が消失するまでの非常に短時間でインスリンの絶対的欠乏が生じ、容易にケトアシドーシスに陥る。

　注入セットやパッチポンプを安全に穿刺し装着すること、トラブル時のために常にペン型注入器を持ち歩くことが肝要である。また、ポンプ／カニューレトラブルは突然生じることから、毎回の外来で注入セットやパッチの交換手技を確認するようにすることが大事である。

　本項では、インスリンポンプとDKAの発症や予防について述べる。

## 2 インスリンポンプ使用とDKAの発生

　MDIと比較してインスリンポンプによる治療ではDKAの発症が多いかどうか、についてはいくつかの文献報告がある。Everettらの欧米における報告[1]では、DKAによる入院患者の47％がインスリンポンプ非使用者であった一方、39％がインスリンポンプ使用者で、有意に少なかった。しかしインスリンポンプ使用者におけるDKAのうち、60％がポンプ不全が原因と報告され、インスリンポンプでの何らかの注入遮断トラブルは、インスリンポンプ使用者におけるDKA発症リスクであった（オッズ比8.5倍）。FloresらがMDI、インスリンポンプ療法（continuous subcutaneous insulin infusion：CSII）の原因を検討した別の報告でも、DKAを起こしたCSII患者の原因の55％がポンプあるいはチューブトラブルであったと報告している[2]。一方で、インスリンポンプ使用患者のDKA発症原因が、インスリン量の間違いや胃腸炎後、手技の問題という順に多かった、という地域の報告もあり[3]、必ずしもカニューレトラブルだけを避ければよいわけではなく、MDI使用中の患者と同様にシックデイや何らかの病態の併発による高血糖も考慮しなけ

ればならない。

　インスリンポンプ使用者におけるチューブトラブルはDKA発症の高リスクにはなり得るが、DKAの発症率は施設によって異なり、Hoshinaらは、インスリンポンプに関する指導体制が充実している大規模な施設では、CSIIの使用がDKAのリスクを増やさなかった一方で、小規模な施設ではMDIに比較してDKAを起こした例が有意に多かったと報告し、デバイス使用教育の重要性がDKA予防に重要であると結論付けている[4]。また、ポンプの機種 (チューブがあるもの、チューブがないパッチ式ポンプのもの) によるDKAの発症率の相違もなく、チューブレスのポンプ (Omnipod®、わが国未承認) でも導入してから年数が経過するにつれて、DKAリスクがMDIに比較して低下したと報告され[5]、手技の十分な確立がDKAリスクを下げるものと考えられる。

　従って、インスリンポンプ使用そのものや、どのインスリンポンプを使用するか、という選択の問題ではなく、わが国で使用可能などの機種であっても、導入初期だけでなく導入後も継続的にインスリンポンプの使用手技を確認し、指導することがDKA予防に重要であると考えられる。

## 3 注入遮断後の血糖上昇とケトン体産生

　各インスリンポンプには注入遮断時のアラーム機能が搭載されているものの、圧力を感知してアラームが鳴るまでには相当な圧力が必要とされている。Evertの報告によると、注入遮断からアラームが鳴るまでに1.5〜24時間を要し、多くの注入セットで2〜4時間の範囲を要したとの報告[6]や、基礎レート1.0単位／時に比較して0.5単位／時の流量では、注入遮断からアラームが鳴るまでに2倍の時間を要する、との報告もある[7]。従って、特に時間当たりの基礎レートが少ない症例であるほど、注入遮断が発生してから、ポンプに充填した超速効型インスリンの効果が途切れるまでに遮断に気付きにくく、DKAのリスクが高まると言えるだろう。

　万が一インスリンポンプからのインスリン注入が遮断してしまった場合に、どの程度のスピードで血糖値あるいはケトン体産生が生じるか、を知っておくことも重要である。Zisserらは、CSII試行中の1型糖尿病患者19人にCGMS-Gold®を装着してもらい、空腹状態で30分間インスリンを注入遮断し、その後の血糖推移を観察したところ、注入遮断後30分経過してからの1時間、1分当たり0.345mg/dLのペースでセンサグルコース値が上昇し続け、注入再開後70分経過したところで横ばいになった (遮断前149.1±9.0mg/dL→遮断30分値 154.5±4.8mg/dL、再開して70分値181.5±9.2mg/dL) と報告している[8]。Attiaらは18人のCSII中の1型糖尿病患者での検討で、午前3時より6時間ほどインスリン注入を停止させたところ[9]、注入前95.4±9mg/dLであった血糖値が遮断後最初の1時間は変化なかったものの、その後5時間上昇し続け、遮断後6時間の時点では270mg/dL程度に達した。一方で、βヒドロキシ酪酸についても、遮断後1時間の時点から上昇していき、6時間後には0.8〜1.0mmol/Lに到達している。また、本報告ではその後0.2単位/kgの超速効型インスリン皮下注で、血糖値が下がり始めるまでに20分程度かかり、注入遮断により生じた血中ケトンが低下し始めるまでに20〜40分程度、消失するまでに120分かかったことも同時に報告している。

　従って、皮下注で対処する場合にも改善に時間を要するため、やはり予防することが重要である。各メーカーはこのような報告から、インスリンポンプを外す場合には1時間までとアナウンスしている。しかし、できるだけ注入遮断が生じないように手技や適切な装着部位を指導することが重要である。

## 4　インスリンポンプ使用中のDKA発症の予防策

　近年は持続血糖測定（continuous glucose monitoring：CGM）が使用可能になったことにより、短時間での血糖推移が容易に把握できるようになった。高血糖補正のためのボーラスを行っても血糖値が下がらない場合に注入遮断が生じたと考えるようにすれば早期に対策が立てられ、DKAの予防が可能である。実際に新しい世代のインスリンポンプやCGMが使用された臨床試験の報告ではDKAのイベント数が低下している。MiniMed™780G®（わが国未承認）の12週間の有効性を検討した報告では、重症低血糖やDKAは1件も生じなかったと報告され[10]、インスリンポンプを用いた治療の安全性はますます高まっている。クローズドループシステム（Closed-Loop System）とsensor augmented pump（SAP）を比較したメタアナリシスでは、DKAを生じるリスクは両者ともに非常に低率（1％程度）で同程度とされている[11]。近い将来主流になると思われるクローズドループシステムの優位性を検討した報告では、試験中に認められたDKAが1例だけあったが、その原因は注入セットのトラブルであったと述べられている[12]。従って、やはり注入セットの穿刺を安全かつ確実に行うことが大事であると考えられる。

　注入遮断を疑った場合には、直ちに注入セットを交換すること、あるいは交換できないような状況であれば速やかにペン型注入器によるインスリン投与を行うことである。従って、患者にはペン型注入器を持ち歩くこととペン型注入器に切り替える時の単位数を伝えておくことが重要である。筆者はインスリンポンプにおける基礎レートの1日総量の単位数の持効型溶解インスリンを皮下注し、注入セット交換後のポンプの基礎レートを、一時基礎レート機能を用いて各製剤で所定の時間0％にするように指導している（インスリン　デテミル〈レベミル®〉16時間、インスリン　グラルギン〈ランタス®〉20時間、インスリン　グラルギン〈ランタス®XR〉とインスリン　デグルデク〈トレシーバ®〉は24時間）。これにより持効型溶解インスリンとインスリンポンプの基礎レートの重複による低血糖を避けられる。

参考文献

1) Everett EM, et al. J Clin Endocrinol Metab, 107(6): e2381-e2387, 2022.
2) Flores M, et al. BMJ Open Diabetes Res Care, 8(2): e001329, 2020.
3) Hanas R, et al. Pediatr Diabetes, 10(1): 33-37, 2009.
4) Hoshina S, et al. Diabetes Technol Ther, 20(3): 229-234, 2018.
5) Biester T, et al. Diabetes Technol Ther, 23(8): 527-536, 2021.
6) Evert AB, et al. Diabetes Educ, 42(4): 470-484, 2016.
7) van Bon AC, et al. Diabetes Technol Ther, 14(5): 447-448, 2012.
8) Zisser H. Diabetes Care, 31(2): 238-239, 2008.
9) Attia, N, et al. Diabetes Care, 21(5): 817-821, 1998.
10) Petrovski G, et al. BMC Endocr Disord, 22(1): 80, 2022.
11) Jiao X, et al. BMJ Open Diabetes Res Care, 10(2), e002633, 2022.
12) Tauschmann M, et al. Lancet, 392(10155): 1321-1329, 2018.

## インスリンポンプ トピック❷

# 妊娠とインスリンポンプ
## ―インスリンポンプの利活用による
## 　妊娠中の血糖コントロールについて―

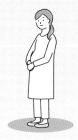

・・・・・・・・・・・・・・・・ **恩田 美湖**（東京慈恵会医科大学 糖尿病・代謝・内分泌内科、あおいクリニック）

## 1 　はじめに

　妊娠期間中は母児合併症予防の観点から、より厳格な血糖コントロールが求められる[1]。

　CONCEPTT試験では、1型糖尿病合併妊娠において、リアルタイムCGM（real-time continuous glucose monitoring：rtCGM）を継続的に使用することで血糖コントロールが大幅に改善（HbA1cの低下、TIR〈time in range〉の増加、TBR〈time below range〉の低下、血糖変動の低下）することが報告された。英国国立医療技術評価機構（National Institute for Health and Care Excellence：NICE）は、NICEガイドラインNG3において、rtCGMは血糖コントロールおよび新生児の転帰改善に寄与すると評価し、1型糖尿病合併妊娠全例での使用を推奨した[2]。このように、1型糖尿病合併妊娠におけるrtCGMの有用性については広く認知されている。

　妊娠中のインスリンの投与方法については、いまだ結論は出ていないが、CGM機能を搭載したSAP（sensor augmented pump）の登場により、インスリンポンプの有用性が複数報告されている。さらに、インスリンポンプの使用者は糖尿病網膜症の進行リスクが低いという報告もあり[3]、妊娠中の合併症の進展予防の観点からもインスリンポンプへの期待が高まっている。

## 2 　妊娠中の血糖管理目標

　妊娠中の管理目標値は各国より示されており（**表1**）、おおむね空腹時血糖値＜95mg/dL、食後1時間値＜140mg/dL、食後2時間値＜120mg/dLで一致している。HbA1cは、低血糖や母体の鉄代謝などを考慮し、ある程度幅を持たせた目標値が示されている。

　2019年には、国際糖尿病治療テクノロジー学会（Advanced Technologies and Treatments for Diabetes：ATTD）よりCGMによる血糖の管理目標値もTIRとして示された[4]。妊娠時はより厳格な血糖コントロールが必要なためにTIRも一般とは異なる（**図1**）。妊娠中のTIRはグルコース値63～140mg/dLと設定され、グルコース値＞140mg/dLをTAR（time above range）、グルコース値＜63mg/dL（level 1：＜54～63mg/dL, level 2：＜54mg/dL）をTBRとして、1型糖尿病合併妊娠の際には、TIR＞70%、TAR＜25%、TBR＜4%（そのうちlevel 2＜1%）が目標範囲として示された。

**表1** 糖尿病合併妊娠における妊娠中の血糖管理目標値

| | 日本糖尿病学会<br>（JDS） | 米国糖尿病学会<br>（ADA） | 英国国立医療技術評価<br>機構（NICE） |
|---|---|---|---|
| 空腹時血糖値（mg/dL） | ＜95 *1 | 70〜95 | 72〜95 |
| 食後1時間値（mg/dL） | ＜140 | 110〜140 | ＜140 |
| 食後2時間値（mg/dL） | ＜120 | 100〜120 | ＜115 |
| HbA1c（%） | ＜6.0〜6.5 *2 | ＜6.0〜6.5 *3 | ＜6.5 |

*1 無自覚性低血糖例など重症低血糖リスクの高い症例では、さまざまな時間帯で血糖測定を行うことや、目標血糖値を緩めることも考慮する。

*2 母体の鉄代謝の影響を受けるため、血糖自己測定（self-monitoring of blood glucose：SMBG）による血糖管理目標値を優先する。HbA1cの管理目標値は妊娠週数や低血糖のリスクなどを考慮し、個別に設定する。

*3 LGA（large for gestational age）児や妊娠高血圧症候群のリスクを低減させるために妊娠第2三半期以降は＜6.0%を目指す。低血糖が問題となる場合には、低血糖回避のため＜7.0%に緩和してもよい。

**図1** CGMによる血糖管理目標値

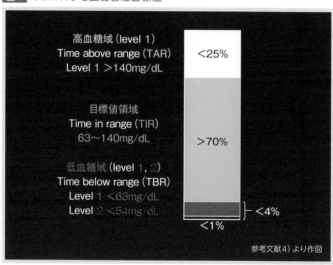

参考文献4）より作図

## 3 インスリンポンプによる血糖管理のポイント

　インスリンポンプを使用する利点として、小刻みにインスリン投与量を変更できることが挙げられる。高血糖や低血糖になった後に注入量を変更するだけではなく、先々の行動を加味して、予測的に注入量を調整することで、安定した血糖コントロールが得られる。そのためには、医療従事者だけでなく、患者本人も次項で述べるような妊娠中の血糖変動の特徴を理解しておく必要がある。

　また、妊婦におけるインスリンポンプ療法（continuous subcutaneous insulin infusion：CSII）の最大の利点は、CGMにより低グルコースを予測し、インスリン注入を自動で一時的に停止するSAP療法のスマートガード機能にあると考える。妊娠中は厳格な血糖コントロールが求め

られるため、多少攻めたインスリン投与を行うことになるが、スマートガード機能の低グルコース前一時停止および低グルコース一時停止を利用することで重症低血糖を回避することが可能である。スマートガード機能が頻回に使用される時間帯については、基礎インスリン量の変更を行う。低血糖回避のために補食以外にも対応する手段があることは、体重管理の側面でも大きな利点となる。

インスリンポンプを使用する際の注意点として、インスリンの注入速度の問題が挙げられる。ポンプによるボーラス注入速度は、急速モードを使用しても15U/分と皮下注射と比較して格段に遅い。血糖管理目標である食後2時間値＜120mg/dLを達成するために食事摂取時間よりも15〜30分程度早めに注入する必要がある場合がある。

一時停止時間の短縮やボーラス注入速度の問題解決のために、従来の超速効型製剤から、効果発現および作用時間の短い新規の超速効型製剤へ変更することも選択肢の一つである。

## 4 妊娠中の血糖変動の特徴

### ①妊娠初期の低血糖

1型糖尿病合併妊娠は特に妊娠初期に重症低血糖を起こしやすい[5]。その理由として、グルカゴン反応やノルアドレナリン分泌の低下、妊娠悪阻、胎児のグルコース需要が高まること、妊娠初期は一時的にインスリン感受性が高まることなどが挙げられる。スマートガード機能の低グルコース前一時停止および低グルコース一時停止を利用することで重症低血糖を回避する。

### ②血糖の日内変動の不安定化 ―食後高血糖と空腹時低血糖―

胎児の発育は、胎盤の内分泌環境の変化によって促進される。妊娠15週ごろに胎盤が完成すると、胎盤から分泌されるサイトカインやホルモン（TNF-α、HPLなど）の影響でインスリン抵抗性が高まり、末梢組織の食後の糖取り込みが低下するため食後高血糖を来しやすくなる。一方、胎盤を介して胎児の糖利用を優先させるため、空腹時は引き続き低血糖を起こしやすい。このため、妊娠中の母体の血糖変動は非妊娠時と比較して大きくなる[6]。

空腹時の低血糖には、分食の他、食事の時間帯を一定にし、あらかじめ低血糖になりやすい時間帯の基礎インスリン量を調整して対応する。

### ③妊娠週数とともに変化する必要インスリン量

インスリンの必要量は妊娠経過とともに変化する。1型糖尿病患者380人、536回の妊娠経過に伴うインスリン必要量の経時的変化を示した報告がある[7]。これによるとインスリン必要量は妊娠前と比較して妊娠11〜16週ごろにわずかに減少し、その後は経時的に増大する。特に胎児発育が促進される妊娠24〜32週ごろのインスリン必要量の増大は急激である。そして、妊娠33〜36週ごろにピークを迎える[7]。ピーク時は妊娠前と比較してインスリン必要量が1.5〜2倍に増量することもある。妊娠前半は主に追加インスリンが増加し、妊娠後期には基礎インスリンも増加する。分娩時には胎盤機能の低下によりインスリン需要が急激に低下する。

また、体重増加やインスリン抵抗性の変化に伴い、糖質／インスリン比やインスリン効果値も変

化していく。カーボカウントによりボーラスインスリンの投与量を決定し、糖質／インスリン比や
インスリン効果値も適宜調節していく必要がある。

#### ④分娩、産褥期

　分娩時は、胎児機能不全、新生児仮死や新生児低血糖などの胎児・新生児合併症の予防のため、
母体の血糖値を 70 ～ 120 mg/dL[8] に維持する必要がある。陣痛発来時に食事量が不安定になった
り、ストレスによって血糖上昇を認めたりする可能性も想定し、インスリン量を適宜調整する。

　胎盤娩出後は、母体の急激なインスリン抵抗性の改善により、インスリン必要量が激減する。こ
れに合わせて分娩後は基礎インスリン量を 1/3 ～ 1/2 量へ減量する[9]。

　母乳哺育の際は乳汁中には多量のグルコースが移行するため、授乳直後の低血糖を来しやすい。
哺育のタイミングに合わせて、インスリン量を減量するなどの調整も必要である。

## 5 今後の展望

　現在、日本ではテルモ社と日本メドトロニック社のインスリンポンプが使用可能であるが、SAP
は日本メドトロニック社のみである。2022 年 1 月には日本メドトロニック社より基礎インスリン
の自動調整（スマートガード™ オートモード）が可能なハイブリッド型クローズドループ（Hybrid
Closed-Loop：HCL）を搭載した MiniMed™ 770G が発売されたが、妊婦に対する安全性が確
認されていないため、妊娠中のオートモードの使用は承認されていない（そもそも MiniMed™
770G は、目標値が一律に 120 mg/dL に設定されていること、高血糖時のインスリン自動増量が
基礎インスリンに限られていることから、妊娠中の TIR の目標達成が難しいと考えられる）。

　海外では妊娠中に HCL を使用するためのプロトコルの設定[10]や、グルコース値 63 ～ 140 mg/
dL を目指すアルゴリズムを搭載した HCL を用いた妊婦を対象とした臨床試験も始まっている[11]。

　今後、日本にも導入予定の AHCL（Advanced Hybrid Closed-Loop）と呼ばれる次世代のイ
ンスリン自動投与制御（Automated Insulin Delivery：AID）システムを搭載した MiniMed™
780G® は目標値を 100 ～ 120 mg/dL から選択可能であり、なおかつボーラスインスリンの自動
注入も可能であるため、妊婦への応用が期待される。また、テルモ社のパッチ式インスリンポンプ
も Diabeloop 社の「DBLG1」と連動した AID システムの実現に向け、投与制御アルゴリズムの開
発が進んでおり、同様に今後が期待される。

**参考文献**

1) Feig DS, et al. Lancet, 390(10110): 2347-2359, 2017.
2) National Institute for Health and Care Excellence. Diabetes in pregnancy: management from preconception to the postnatal period, 2020. https://www.nice.org.uk/guidance/ng3
3) Bourry J, et al. Diabetes Care, 44(1): 181-187, 2021.
4) Battelino T, et al. Diabetes Care, 42(8): 1593-1603, 2019.
5) Nielsen LR, et al. Diabetes Care, 31(1): 9-14, 2008.
6) Phelps RL, et al. Am J Obstet Gynecol, 140(7): 730-736, 1981.
7) Skajaa GØ, et al. J Clin Endocrinol Metab, 103(6): 2302-2308, 2018.
8) 日本産科婦人科学会／日本産婦人科医会 編, 産婦人科診療ガイドライン 産科編2020: 22-24, 日本産科婦人科学会, 東京, 2020.
9) 一般社団法人日本糖尿病・妊娠学会 編, 妊婦の糖代謝異常診療・管理マニュアル第3版: 180-183, Ⅲ-2, 分娩時の管理, メジカルビュー社, 東京, 2021.
10) Lee TTM, et al. BMC Pregnancy Childbirth, 22(1): 282, 2022.
11) Ozaslan B, et al. Diabetes Technol Ther, doi:10.1089/dia.2021.0521. Online ahead of print.

各種トラブルと
その対策・対処法

第3章

# CGM・インスリンポンプの
# トラブル対処について

･･････････････････････････････ 小出 景子（永寿総合病院 糖尿病臨床研究センター）

## 1 はじめに

　近年、リアルタイムCGMも間歇スキャン式CGMも広く認知され、インスリンポンプとともに利用者が増えている。一方、CGMもインスリンポンプもアプリでの利用が基本となりシステムは複雑化し、発生するトラブルも形を変えている。基本的なセンサ脱落や皮膚反応のようなトラブルから、より複雑なトラブルまで日々対応を迫られる。CGMとインスリンポンプが適正に継続使用され、低血糖予防や血糖コントロール改善を達成するためには、患者が直面するトラブルを医療従事者も理解して対応し、対策を準備する必要がある。CGMとインスリンポンプのトラブルの中で最も避けなければならないのは、著しい高血糖、ケトアシドーシスと重症低血糖である。

## 2 糖尿病ケトアシドーシス（DKA）・重症低血糖

　インスリン分泌が枯渇している患者では、インスリンポンプ使用中インスリン注入が途絶えると、血糖が上昇しケトアシドーシスを発症する可能性がある。このトラブルの原因は、カニューレの屈曲、注入漏れ、電池交換忘れなどがある。何らかの原因で高血糖となった時、rtCGMの装着中で高値アラートが機能すれば早期発見できるが、アラートがオフであれば対応が遅くなる。

　重症低血糖予防にCGMの低値アラートは有効であるが、センサが機能しなければSAPの注入停止機能も作動しない。センサ交換後の準備中に低血糖となったが、アラーム／アラートが必ず通知されると信じて手当てが遅れた例もある。

　ケトアシドーシスと重症低血糖を大きなアクシデントとすると、インシデント段階のトラブルや細かい患者の疑問に対応することがアクシデント予防の基本と考える。

## 3 本書のトラブル探索法

　CGMとインスリンポンプを実施している医療機関も、患者が直面するトラブルを全て把握できるわけではない。なぜなら、患者はトラブルに際して医療機関へ尋ねる場合もあるが、企業のカスタマーサービスへ直接問い合わせることも多い。そこで、今回、SCC研究会メンバーが所属する施設の患者がカスタマーサービスへ問い合わせた質問とその回答、エラーメッセージの解説、対応・対策を検討し記載した。また、カスタマーサービスに問い合わせの多かった基本操作も記載した。

　各社のカスタマーサービスは、医療行為に触れない限り患者の納得が得られるまで適正に対応するようにトレーニングされているので、そこへの問い合わせ内容や対応を医療従事者が知っておくことは、トラブルの予防対策を指導する上で必要と考える。

## 4 多様なトラブル

　CGMの使用をきっかけにスマートフォンを買い替える高齢患者も少なくないが、リテラシー不足が課題である。医療従事者にとり専門外であるアプリのダウンロードやアカウント作成の支援は困難である。しかし、CGMやインスリンポンプのためのアプリは、機器活用の入り口であり欠かせない。アプリを利用すれば、目標値の time in range (TIR) が観察でき、日内変動グラフを見られて変動の原因を振り返るなど、優れた面が多いことを伝えて励まし、支援する。

　センサやポンプの留置を日々行う中で、患者が気付かずに適正に実施していないことも一種のトラブルである。CGMのセンサエラーメッセージや不具合が頻回に見られる時は手技を確認する。

　また、ポンプ治療中、不明な高血糖が多い場合は、システム内の閉塞、カニューレの屈曲、部位のローテーションなどを再確認するのもトラブル対策である。患者が「ポンプが壊れるのではないか」と不安を覚えないように、トラブル時の問い合わせには企業が速やかに対応することを伝え、医療従事者からはペン型インスリンで緊急時の治療を行う指導を事前に行う。

　センサ留置に失敗し、センサが足りない、センサが欲しいという無償補塡の要望は、カスタマーサービスへの問い合わせの中でも多いが、診療報酬と関連する大きな課題である。センサは、保険点数により決まっている数しか渡せないことを患者に説明し理解を得るようにする。

　記載していないトラブルの発生はあり得るが、ここに記載された過去のトラブル事例・対応・対策を知れば、患者からの問い合わせや訴えに適切に対応でき、患者のCGMの活用やポンプ治療のモチベーションの維持に寄与できると考える。

## 5 トラブル回避の基本

　CGMやインスリンポンプ導入のトラブルの回避には以下のような点を説明し理解を得る。

① CGM、インスリンポンプ利用の目的 (ゴールセッティング)

② 従来のBGMや頻回注射療法との相違

③ 対象患者へのCGM、ポンプの期待点 (低血糖予防、生活上の血糖変動把握、生活に合わせたインスリン投与、血糖コントロール、合併症進展抑制など)

④ 予想されるトラブル、誤操作の可能性、トラブル対応のバックアップ体制

⑤ 運動、運転、外食、シックデイ、旅行、妊娠、高齢などの不安対策

⑥ 家族内での理解、情報共有による安心

# rtCGMとisCGM利用の流れとトラブルの注意ポイント

rtCGMのDexcom G6とガーディアン™コネクトと、isCGMのFreeStyleリブレ®を利用する際のフローチャートである。今回収集したそれぞれの段階での生じやすいトラブルについて、図の中にマークした。詳しくは各機種のトラブルとその対策・対処法の項に述べている。

## ■ rtCGMのセットアップから継続使用

| | Dexcom G6 | ガーディアン™コネクト | 🔖 該当段階で<br>生じやすいトラブル |
|---|---|---|---|
| **1** | スマートフォンのセットアップ | | |
| | | | スマートフォン操作🔖 |
| | ・機器の互換性を確認<br>・アプリダウンロード<br>・アカウント作成⇒アプリ設定<br>・アラーム/アラート確認<br>・低値/高値アラート設定<br>・センサコード読み込み<br>・Bluetooth®オン　通信距離6m以内<br>・トランスミッタシリアル番号読み取り | ・スマートフォン対応機種確認<br>・モバイル機器のBluetooth®オン<br>　通信距離6m以内<br>・アプリダウンロード⇒起動<br>・アカウント作成⇒ログイン<br>・充電済みトランスミッタとペアリング<br>・初期設定完了<br>・SmartGuard⇒アラート設定 | |
| **2** | センサ装着・接続 | | |
| | | | 操作🔖<br>装着部のかゆみ・発赤🔖<br>使用資材の廃棄🔖 |
| | ・アプリケータで<br>　センサ装着 | ・サータで<br>　センサ装着 | |
| **3** | トランスミッタ装着・接続 | | |
| | | | トランスミッタ寿命🔖<br>接続不良🔖 |
| | ・ホルダーに装着<br>・アプリとペアリング<br>・ペアリング成功<br>・センサ起動 | ・センサと確実に接続<br>・装着（テープ2枚）<br>・新センサ使用開始<br>・ペアリング成功⇒新センサ使用開始 | |
| **4** | ウオームアップ | | |
| | ・ウオームアップ2時間 | ・センサ準備開始⇒準備中が2時間 | |

前ページから続き

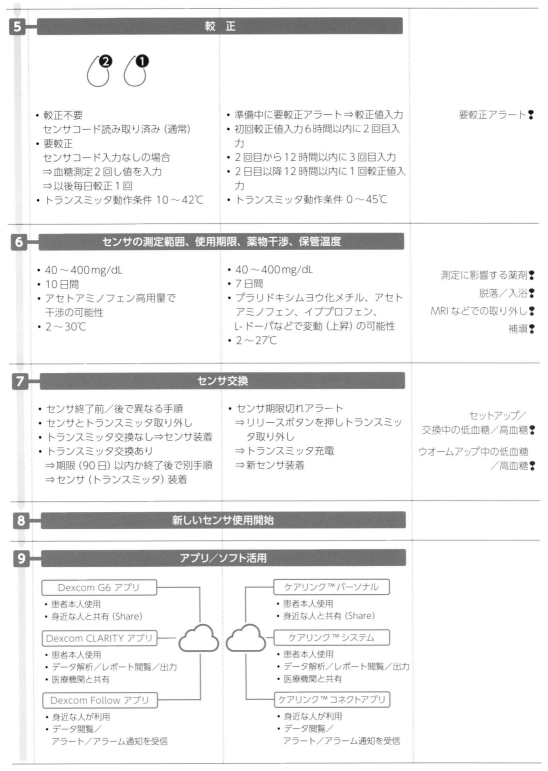

**5　較正**

- 較正不要
  センサコード読み取り済み（通常）
- 要較正
  センサコード入力なしの場合
  ⇒血糖測定2回し値を入力
  ⇒以後毎日較正1回
- トランスミッタ動作条件 10〜42℃

- 準備中に要較正アラート⇒較正値入力
- 初回較正値入力6時間以内に2回目入力
- 2回目から12時間以内に3回目入力
- 2日目以降12時間以内に1回較正値入力
- トランスミッタ動作条件 0〜45℃

要較正アラート

**6　センサの測定範囲、使用期限、薬物干渉、保管温度**

- 40〜400mg/dL
- 10日間
- アセトアミノフェン高用量で干渉の可能性
- 2〜30℃

- 40〜400mg/dL
- 7日間
- プラリドキシムヨウ化メチル、アセトアミノフェン、イブプロフェン、L-ドーパなどで変動（上昇）の可能性
- 2〜27℃

測定に影響する薬剤
脱落／入浴
MRIなどでの取り外し
補填

**7　センサ交換**

- センサ終了前／後で異なる手順
- センサとトランスミッタ取り外し
- トランスミッタ交換なし⇒センサ装着
- トランスミッタ交換あり
  ⇒期限（90日）以内か終了後で別手順
  ⇒センサ（トランスミッタ）装着

- センサ期限切れアラート
  ⇒リリースボタンを押しトランスミッタ取り外し
  ⇒トランスミッタ充電
  ⇒新センサ装着

セットアップ／
交換中の低血糖／高血糖
ウオームアップ中の低血糖
／高血糖

**8　新しいセンサ使用開始**

**9　アプリ／ソフト活用**

Dexcom G6 アプリ
- 患者本人使用
- 身近な人と共有（Share）

Dexcom CLARITY アプリ
- 患者本人使用
- データ解析／レポート閲覧／出力
- 医療機関と共有

Dexcom Follow アプリ
- 身近な人が利用
- データ閲覧／
  アラート／アラーム通知を受信

ケアリンク™パーソナル
- 患者本人使用
- 身近な人と共有（Share）

ケアリンク™システム
- 患者本人使用
- データ解析／レポート閲覧／出力
- 医療機関と共有

ケアリンク™コネクトアプリ
- 身近な人が利用
- データ閲覧／
  アラート／アラーム通知を受信

（日本メドトロニック社資料・テルモ社資料より引用改変）

## ■ isCGMのセットアップから継続使用

| FreeStyle リブレ® | | ❣ 該当段階で<br>生じやすいトラブル |
|---|---|---|
| **1** スマートフォンのセットアップ | | |
| • スマートフォン推奨環境を確認<br>• アプリダウンロード<br>• アカウント登録<br>• メールアドレス設定 | | スマートフォン操作❣<br>Bluetooth® 接続は不許可❣ |
| **2** センサ装着・起動60分 | | |
| • センサとアプリケータ準備<br>• 上腕背側皮膚に垂直になるよう装着<br>• センサ起動完了まで60分 | | Readerとアプリ併用時は<br>Readerを先に起動❣ |
| **3** 測定／較正不要 | | |
| • iPhone 上部/Android® 背部でスキャン<br>• 定期的スキャン（8時間以上空けない）<br>• グルコース値／トレンド矢印を活用 | | BGM により必要時確認❣ |
| **4** センサ使用期限 | | |
| • 14日間<br>• 操作温度範囲: 10～45℃ | | |
| **5** センサ交換 | | アラーム／アラート通知はない❣<br>装着部のかゆみ・発赤❣<br>MRIなどでの取り外し❣<br>脱落／入浴❣<br>補填❣<br>使用資材の廃棄❣ |
| • センサ抜去<br>• 新しいセンサの装着 | | |
| **6** アプリ／ソフト活用 | | |

FreeStyle リブレ® Link
• 患者本人使用
• データ確認、レポート
• 医療機関とデータ共有

FreeStyle リブレ® ソフトウエア
• 患者本人使用
• データ確認、レポート
• 医療機関とデータ共有

FreeStyle リブレ® ケア
• 経過に応じたサポート

（アボット社資料より引用改変）

## rtCGM Guardian™ Connect  日本メドトロニック株式会社

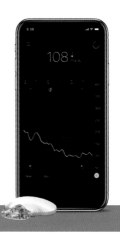

　CGM 使用において多く尋ねられる質問のうち、医療従事者が理解しておくべきトラブルについて、Q&A 形式とエラーメッセージ画面にて取り上げ対処法を解説する。

　本 CGM のセンサは、SAP 療法と同じガーディアン™センサ 3 を使用するが、トランスミッタは、別の専用トランスミッタを使う。Guardian™ Connect トランスミッタは Bluetooth® を利用してモバイル機器と通信するが、ポンプ用のトランスミッタは高周波でポンプと通信し周波数が異なる。　　　　　　　　　　（著者一同）

## 1 Q & A

### 【画像診断】

**Q** トランスミッタを付けたまま、病院でX線やMRI 検査を受けてもいいですか？

**A** X線、MRI、ジアテルミー、およびCT スキャン、またはその他の放射線曝露を受ける場合は、これらの装置が設置された検査室に入る前に、トランスミッタとセンサを取り外す。

### 【トランスミッタ】

**Q** センサを留置し接続した際にトランスミッタが点滅しません。どのような原因が考えられますか？

**A** トランスミッタは、センサと接続した際に充電ができており、電流値 (ISIG) が確認できた際には緑のランプが点滅する。そのため、電流値が確認できない場合は以下の❶〜❹の原因が想定される。
❶トランスミッタにおいて測定日数分の測定が可能な充電ができていない。
❷センサの湿潤に時間を要している場合がある。
❸センサの留置ができていない。
❹トランスミッタとの接続がうまくいっていない。
以上について、それぞれ以下の通り対処する。❹については④-1 と④-2 で対応する。
①充電する。
②湿潤していない場合は、5 分ほど待ってから、再度トランスミッタを接続する。
③手技の確認をする。サータのロック解除を行っているか、テープ貼付を片手で行っ

ていないか、センサが抜けてしまっていないか、など。

④-1 テストプラグによる動作確認を実施する。テストプラグ接続をしても動作しない場合は、トランスミッタの電極部のねじれや汚れにより、センサ電極との接続がうまくいっていない可能性があるので、トランスミッタの交換を実施する。

④-2 トランスミッタの使用期間が1年以上（または122回使用）である場合は、劣化している可能性があるので、トランスミッタを交換する。

**Q** トランスミッタを充電器に差し込んでも充電が始まらない。どのような原因がありますか？

**A** トランスミッタを充電器に差し込むと、充電器の電池アイコンが緑色に点滅するが、緑色のランプが点滅しない場合は、以下の①～③を確認する。

① 充電器の電池が切れていないか確認する。

電池が切れている場合は、a.トランスミッタを充電器に接続しても、緑色のライトが点灯しない、b.充電中に、点滅している充電器の緑色のライトが消灯し、赤いライトが点滅する、c.充電中に、充電器の赤色のライトが速く点滅したり、ゆっくり点滅したりする、などが起こる。充電器の電池残量がない場合は、単4アルカリ電池を用意し、交換する（通常、新しい単4電池の使用で、トランスミッタを40回以上充電できる）。

② 電極部の汚れや損傷などがないか確認する。

③ 電池切れや電極部の汚れなどがない場合は、トランスミッタの内部電池の故障や経年劣化などの可能性があるため、トランスミッタを交換する。

## 【ペアリング】

**Q** トランスミッタとスマートフォンのペアリングはどのように行えばよいですか？

**A** 下記の①～④の順にペアリングを実施する。

① トランスミッタを充電器に差し込む。

② スマートフォンのBluetooth® をオンにする。

③ ガーディアン™ コネクトアプリ・メニュー画面内の「センサの設定」より「トランスミッタのペアリング」を選択する。

④ トランスミッタを充電器から抜くと、検索モードになる（トランスミッタの緑のランプが点滅する）。

⑤ ガーディアン™ コネクトアプリ上に、トランスミッタのシリアル番号が表示されたら「ペアリング」を押す。

この手順は、外来で導入時、医療従事者が関わる場合があるので、知っておくべきである。

## 【アプリ】

**Q** 自分が使っているスマートフォンの機種・OS バージョンはガーディアン™ コネクトに対応していますか？

**A** 対応しているスマートフォンのメーカーや OS についてはそのときどきで変わる。24 時間対応の糖尿病サポートライン、製品ウェブサイトまたは QR コードで確認するように伝える。

ミニメド™770G システム QR コードでアクセスすると、インスリンポンプ使用者用（ミニメド™ モバイルアプリ）と家族・保護者用（ケアリンク™ コネクトアプリ）に分かれ、それぞれに iOS® 機器と Android® 機器について、対応機種の記載がある。

スマートフォンのアップデートにも注意をする必要がある。患者から、「急にデータを拾わなくなった」、「1 日反応しなかった」などの意見を聞く場合は、アプリの OS 対応は必ず遅れることを伝えるとともに、アプリが OS に対応するまで待たないと、アプリが作動しなかったり、誤作動の原因となったりするので、注意喚起する。

ガーディアン™ コネクト

ミニメド™770G システム

**Q** 使っているスマートフォンの機種交換または OS をアップデートしてもいいですか？

**A** OS のアップデートとガーディアン™ コネクト アプリ（図1）のアップデートには必ずタイムラグが発生する。アプリが未対応の時に OS のアップデートを行うと、アプリが作動しなくなり、CGM の表示ができなくなることがある。以下の①〜④で対応する。

① スマートフォンの自動 OS アップデートの機能をオフにしておく。

② OS のアップデートや機種変更を行っても問題がないか、糖尿病サポートラインに確認する。

③ 誤って OS をアップデートしてしまった場合、対応している別のスマートフォンやタブレット（別機器）を使う。

④ 別機器がない場合は、糖尿病サポートラインに連絡を取り、代替機器の貸し出しを受ける。

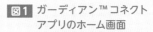

**図1** ガーディアン™ コネクト アプリのホーム画面

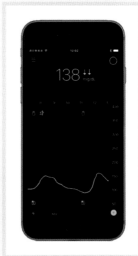

**Q** 操作中にフリーズ表示されますが、どうしたらいいですか？

**A** アプリが従来の動作と異なる場合は、以下の①～③を行い対応する。

①アプリをスワイプし、起動させる。

②①を行っても状態が解決しない場合は、スマートフォンの再起動を行う。

③②の方法でも解決しない場合は、ガーディアン™コネクトアプリを1度削除し、アプリを再インストールする。

医療機器アプリを使用する場合は、起こり得るメッセージであるので、医療従事者は一連の操作をよく覚えておく。

## 【通信】

**Q** トランスミッタからデータが送られてこなくなったのですが、何が原因ですか？

**A** 下記の①～④の順に確認する。

①スマートフォンのBluetooth® がオフになっていないか。

②スマートフォンのBluetooth® 機種一覧を確認し、トランスミッタと接続中になっているか。

③フリーズなども想定してアプリを再起動し、再度通信ができるか。

④電波干渉なども想定し、場所を変えて通信が再開するか。

**Q** モバイル機器の電源が入っていない時などアプリを起動していない期間のデータはどうなりますか？

**A** トランスミッタは次回の較正の期限（前回の較正から最大12時間）までセンサグルコース値の計算と記録を続ける。センサグルコース値はアプリを起動した際に、すべて更新される。

## 【精度】

**Q** センサグルコース値と血糖値の間の乖離の原因は何ですか？

**A** センサグルコース値は血糖値を後追いしている状態で、タイムラグによる乖離があることを前提に、以下の①、②を患者に伝える。

①センサグルコース値の変動が小さいタイミングで較正を行う。食事中や食後、運動中や運動後、インスリン投与後の上昇・下降をしている時間帯は較正を避けるようにする。

②較正のための血糖自己測定（self-monitoring of blood glucose：SMBG）は、測定部位を清潔にし、消毒をしっかり行い、チップの有効期限なども守って測定し、測定後は速やかにデータをアプリに入力する。

以上の①と②を順守することで、入力した血糖値とセンサグルコース値に乖離がある場合に発生するアラートである「較正許容範囲外アラート」が鳴る頻度は減る。

## 【較正】

 較正はどのようなタイミングで実施すればいいですか？

**A** 較正は、センサ留置後の最初の2回だけ短い間隔で行う必要がある。1回目はセンサ留置後の2時間以内、2回目は1回目の較正から6時間以内となる。それ以降は12時間以内の較正を行う必要がある。

較正タイミングは、食前などの血糖変動の少ない時に行う。センサの測定値が疑わしい場合や入力された血糖値と乖離が見られる場合などには、「較正許容範囲外アラート」が鳴り較正間隔が短縮されることがある。

## 2 エラーメッセージ

### センサグルコース値なし

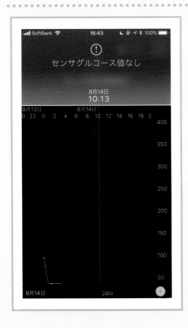

**解説** 測定している電流値が不安定な場合に発生する。

**対応** 電流値が安定するまで3時間ほどかかることがある。SAP療法で使用する場合は、ポンプ上でISIG履歴を確認するが、ガーディアン™コネクト単体での使用では見ることはできない。

**対策** 頻繁に発生する場合は以下の①～③を確認する。
①穿刺箇所が、しこりのある部位・激しく動く部位・屈曲部位などでないかを、患者から聴取する。
②テーピングの方法を確認し、センサが動かないように、しっかりと固定するように指導する。
③電極部のねじれや汚れがないかなど、トランスミッタとセンサの接続を確認する。

## トランスミッタ電池残量なし

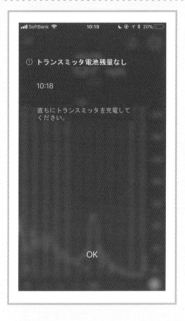

**解説** トランスミッタの充電残量がない場合に発生する。

**対応** 以下の①～③を確認する。

① スマートフォンから離れ、通信遮断が頻繁に発生していないかを確認する（通信が途絶えた場合、トランスミッタは検索にかかり電気を使うため）。

② 充電器の緑ランプが点滅から消灯し、充電が完了しているかを確認する。

③ 使用期間（経年劣化による内部電池の寿命）を確認し、交換が必要であれば施設に確認をする。

**対策** センサ交換する際に充電を行い、通信遮断が頻回に起きないようにスマートフォンを手元に置いておくように伝える。トランスミッタの使用期間は1年を目安に管理する。

## 較正許容範囲外

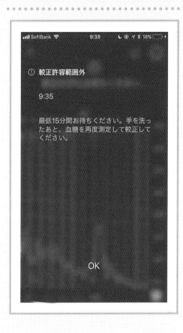

**解説** 実測値との間で開きがあり、較正許容範囲外での較正がされた。

**対応** 15分間以上経過してから、再度較正を行う。「較正許容範囲外アラート」が何度も鳴るようであれば、1度センサをオフにして、その後、安定した時間に再度オンにして準備期間を経て較正をし直す。

**対策** 較正タイミングを血糖がフラットな空腹時とする。毎回鳴る場合は、センサの装着を腹部以外の上腕部などとし、部位交換を心掛けるように伝える。また、穿刺時に腹部を伸展し、センサをぶつけたり、刺激を与えたりすることで、センサが浮いたり動いたりしないように注意喚起する。

## rtCGM Dexcom G6

テルモ株式会社

Dexcom G6 を用いている患者からよく聞く質問で、なおかつ医療従事者が知っておく必要があると考えるトラブルに関して、Q＆A形式、エラーメッセージ画面によって紹介し、対処法を解説する。高齢者が用いる場合、アプリの利用を含めより丁寧な操作方法の指導と確認に努める。

（著者一同）

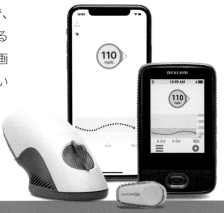

## 1 Q & A

### 【画像診断】

**Q** CTスキャン、X線検査の時は、センサを外した方がいいですか？

**A** システムに悪影響が考えられるので、MRI、CTスキャン、X線検査の時は、センサを外すように伝える。

### 【ウオームアップ】

**Q** ウオームアップ画面になってから1時間半経過していますが問題はないですか？

**A** ウオームアップ時間は2時間ほどかかることを導入時に説明しておく。時間が長いと感じても待つように伝える。

### 【センサ交換】

**Q** センサ交換中、センサコードをカメラで入力したいがうまくできません。

**A** Dexcom G6 アプリ上で新センサを開始する際に、センサのシール部分の入力コード脇の4桁の番号をカメラ機能の□内に収めてタップする。かんたんスタートガイドブック［アプリ版］の10〜11ページの **10** に記載されているので、付箋を貼るなどして導入時に強調しておく。

**Q** センサを初めて交換しますが、トランスミッタシリアル番号の入力は必要ですか？

**A** 2回目以降は、入力が不要であることを伝えておく。トランスミッタの使用期間は3カ月ほどとなる。新しいトランスミッタの時は、トランスミッタシリアル番号を入力する。

**Q** センサコードを入力しようとしましたが、違う番号を入力してしまいました。

**A** 戻る操作はできないので、メニュー画面のセンサ使用停止をタップしてから、新たに、センサコードを入力し、再度、起動させる。

## 【トランスミッタ交換】

**Q** 新しいトランスミッタでセンサを留置しましたが、トランスミッタシリアル番号を入力する画面がありません。

**A** 新しいトランスミッタを渡して患者にセンサを起動させる場合、「新しいセンサー」をタップせず（図1）、モニタでは、メニュー画面の○内の「 ☰ 」、アプリでは設定画面の○内の「 ⚙ 設定」をタップし、トランスミッタシリアル番号を入力するようにする。

患者からシリアル番号を入力できないと問い合わせを受けた時は、すでにセンサを起動しているため、いったん、メニュー画面のセンサ使用停止をタップしてから、トランスミッタシリアル番号を入力して、再度、センサを起動させるように伝える。

図1

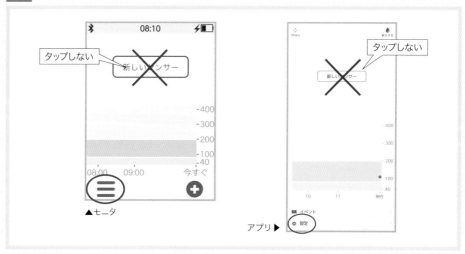

## 【装着部位】

**Q** 中学生の息子が使っているのですが、センサを装着する部位は腕でもいいですか？

**A** 上腕であれば問題ない。以下の3箇所の部位を推奨する。

上臀部：2〜17歳の子供に適している。

上腕の背面：背面であれば、抜け落ちにくい。2歳以上に適している。

腹部：一般的には腹部が最も目立たず推奨されている。2歳以上に適している。

## 【較正】

**Q** 較正は定期的に必要ですか？

**A** Dexcom G6は工場で較正されているので、指先穿刺による血糖値の較正を必要としないが、著しく血糖の変動の激しい患者は、血糖測定（blood glucose monitoring：BGM）での再確認を選択する。Dexcom G6では、血糖値を較正記録することで、システムを「調整」できる。これは、持続血糖測定（continuous glucose monitoring：CGM）を軌道に乗せるのに役立つ場合がある。

センサコードを入力またはアプリ上で読み取ることで、較正不要となる。スマートフォンの画面に「較正アラート」が出なければ、Dexcom G4センサのように定期的に血糖値を測って較正する必要はない[*]。

[*] Welsh JB, et al. Diabetes Technol Ther, 21 (3)：128-132, 2019.

## 【不注意によるトラブル】

**Q** モニターを洗濯機で水没してしまいました。

**A** 水没や激しく落とした場合は、医療機関が相談を受け対応する。

## 【アラート設定】

**Q** アラートの設定方法を教えてください。

**A** 高・低アラート設定は、大概は、高アラートは250mg/dL、低アラートは70mg/dLとすることが多く、20分以内に55mg/dL以下となる場合は、アラートが鳴るようになっている。

低血糖の発現が目立つ患者には、低アラートを80mg/dLとして、下降矢印と組み合わせて、早めに低血糖回避するように伝える。

## 【アプリ】

**Q** Dexcom G6 アプリをインストールしたが、開けない。

**A** スマートフォンの機種、OS が適合外である可能性がある。開始時に、QR コードで確認するように伝えておく。

もし、使用不可のスマートフォンの機種を使っている場合は、買い替える時までアプリでの使用を待つか、それまでは、主治医など担当医療従事者から、専用測定器の貸し出しをする。

スマートフォンのアプリの使い方に慣れていない患者がいるので、Dexcom CLARITY アプリではログインする際のID とパスワードをメモに残しておくように伝える。

### G6アプリ　QRコード

| | Dexcom G6 アプリ<br>（Dexcom Share） | Dexcom CLARITY<br>アプリ | Dexcom Follow<br>アプリ |
|---|---|---|---|
| iPhone | | | |
| Android | | | |

## 【Follow アプリ】

**Q** 家族のデータをFollow アプリで確認中だがデータなしの状態が続いています。

**A** 患者自身がスワイプ動作でアプリを閉じてしまっている場合が考えられる。閉じることが多いようであれば、その理由を患者自身に確認する。

患者の親や配偶者がDexcom Follow アプリで観察していることに負担を覚えているかどうか聴取する。

"アラーム疲れ"が原因で閉じている場合は、アラート設定の確認をする。血糖変動が目立つ場合は、治療の見直しや生活習慣の確認をする。

## 【複数のスマートデバイスの使用】

**Q** スマートデバイス2台で使用可能ですか？

**A** スマートデバイスの同時2台以上での使用はできない。

## 【データ共有方法／ Dexcom CLARITY】

**Q** 医療機関とのデータ共有をその場で患者に促したい場合、その方法を教えてください。

**A** 患者にはスマートフォンを手元に置くように伝え、以下の手順を、患者と一緒に順次行うと完了する。手順**7**〜**12**が、患者が担う作業となる。

**1** 患者名を選択

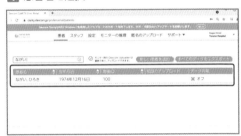

**2** データの共有を選択

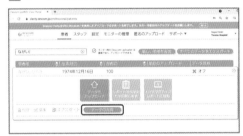

**3** 招待メールを送信

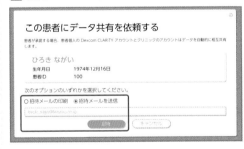

**4** メール送信完了を確認

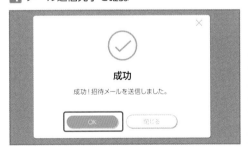

**5** 共有コードを取得

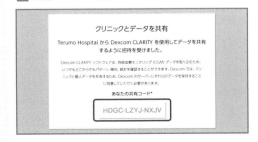

**6** ホーム画面で「✖ 招待済み」を確認

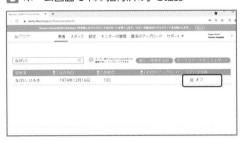

**7** 患者アプリプロフィール画面

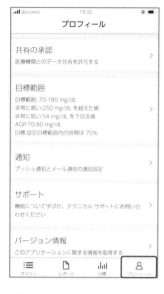

**8** 「招待を受ける」を選択

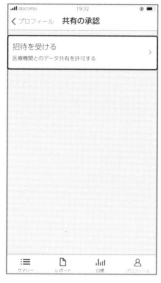

**9** 共有コードと西暦生年月日を入力（「続行」を選択）

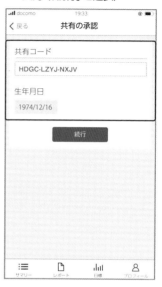

**10** 医療機関との共有画面で〇をチェック

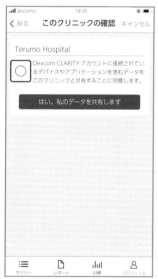

**11** チェック後、データを共有に同意

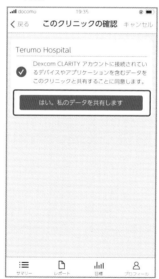

**12** データ共有完了画面

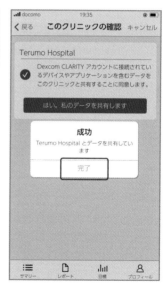

**13** データ共有のオンを確認

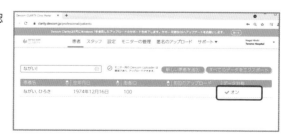

## 【精度】

**Q** モニタの値が指先の血糖値と離れた値なのですが、大丈夫でしょうか？

**A** Mean absolute relative difference（MARD）で示す Dexcom G6 の精度は、9％である[*]。

CGM の開始に際して、必ず伝えておくべきことは、グルコース測定値は間質液中のグルコース濃度を測定しているため、血糖自己測定器の血糖値と異なる可能性があることと、ブドウ糖が血液から細胞間の間質液へ移行する時間差（タイムラグ）があるため、血糖が変動している時は、差があるということである。これらを事前に伝え、患者が動揺しないように説明しておく必要がある。

高血糖や低血糖などの症状があるのに、グルコース測定値が症状に合わない場合は、血糖自己測定器でダブルチェックするように指示する。

センサ留置の際に、出血した場合の精度は、基本的には乖離が大きくなるというデータは存在していないが、個人差なども考えられるため、データが不安定であれば、新しいセンサに交換するように伝えておく。

[*]Shah VN, et al. Diabetes Technol Ther, 20(6): 428-433, 2018.

## 【Glucose management indicator（GMI）／ Dexcom CLARITY】

**Q** これまで Dexcom CLARITY の AGP レポートでは推定 A1c でしたが、GMI に変更になりますか？

**A** わが国では2022年6月23日より、Dexcom CLARITY 糖尿病管理ソフトウエアと Dexcom CARLITY アプリにおいて、血糖コントロール指標は推定 A1c から GMI へ変更になった。

GMI は、2019年開催の国際糖尿病治療テクノロジー学会（ATTD）で、推定 A1c（e-A1c）に代わる CGM を用いた血糖コントロール指標として用いることが推奨されている。

GMI の計算式は、**GMI ＝ 3.31 ＋ 0.02392 ×［平均グルコース値（mg/dL）］**[*] である。

[*]Bergenstal RM, et al. Diabetes Care, 41(11): 2275-2280, 2018.

## 較正エラー

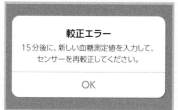

アプリ画面

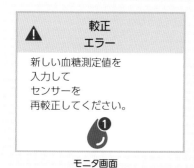

モニタ画面

**解説** 想定範囲外の血糖値が入力された場合に表示される。グルコース測定値を算定するのに時間がかかっている。

**対応** 血糖が安定した時間帯に再較正を行う。アプリでは15分後に再較正を促すメッセージが表示され、モニタでは、例えば、03：04に較正エラーとなった場合、03：19以降に較正とのメッセージが表示されるので、それらに従う。
何度もメッセージが繰り返される場合は、センサを交換する。

**対策** 血糖値と間質液中の糖濃度の違いはあるため、血糖変動が極端に大きい時の較正は実施しないようにする。

## センサエラー

アプリ画面

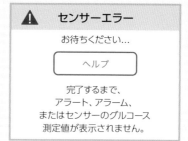

モニタ画面

**解説** センサがグルコース測定値を決定できないことによって引き起こされる。

**対応** 装置部位の確認や、トランスミッタが浮いていないか、シールが剥がれていないかの確認を行う。

**対策** 落ち着いてセンサ留置とトランスミッタの装着を実施するように一言伝えておく。センサエラー表示が多く出る患者には、手技の確認を行う。

## センサ交換

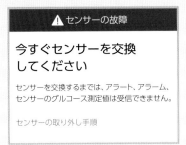

アプリ画面

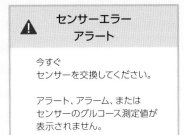

モニタ画面

**解説** センサを交換する際にセンサ使用停止をタップしていない場合に表示される。

**対応** センサを停止してからセンサのコードを入力し、起動する。

**対策** センサ交換する際には、センサ使用停止をタップしてからセンサを起動するように伝えておく。

## シグナルなし

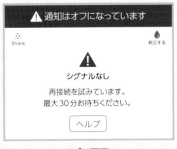

アプリ画面

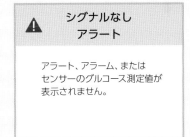

モニタ画面

**解説** トランスミッタとスマートデバイスとの間に通信障害があり、データを受信するまでに時間がかかっている状態である。

**対応** トランスミッタからスマートデバイスへの無線通信（Bluetooth®）範囲は障害物がない状態で6m以内まで近づける。センサ信号は体組織によってブロックされる可能性があるので、スマートフォンをセンサと同じ側に置く。例えば、信号は体の反対側のポケットに入れられたスマートフォンに到達できない可能性がある。
通信範囲内に戻っても測定値を表示するまでに約30分かかる。Bluetooth®は、

水、セメント、鋼壁などの障壁を通過したり、その周囲で送信したりすることができない。浴槽の中にいる場合など、モニタとトランスミッタの距離が6m以内であっても、通信が妨げられる場合、「通信圏外（Dexcom G4）／シグナルなし（Dexcom G6）」がデバイスに表示されることがある。

また、スマートデバイスを使用の場合は、アプリをスワイプ動作などで閉じてしまうとシグナルなしになるので、再開する。

**対策** CGMデータが断続的になっても、センサやトランスミッタの不具合が原因であるとして動揺せず、時間をおくように伝える。

## isCGM FreeStyle リブレ® 〔アボットジャパン合同会社〕

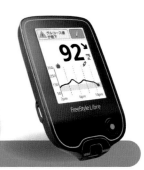

本機はキャリブレーションが原則不要であり簡便であるが、スキャン間隔やセンサ装着期間などを守ることで有効活用につながる。そのような観点から、医療従事者が知っておくべきトラブルと対処法について、Q & A 形式とエラーメッセージ画面で紹介する。　　　　　　　　　　　　　　　　（著者一同）

### 1　Q & A

【画像診断】

**Q** センサを装着したままX線、CT、MRI の検査をしてもいいですか？（歯科のX線など装着部位以外を含む）検査や院内での他の検査は可能ですか？

**A** 添付文書上ではペースメーカー、MRI は禁忌・禁止事項に記載されていることから、必ず取り外すことが必要である。センサが無駄にならないように計画的に装着するように指導し、装着していない期間は、血糖測定（blood glucose monitoring：BGM）で管理するように伝える。またX線、CT に関してはシステムの性能に対する影響が評価されていないため、取り外すことが推奨されている。
誤作動の恐れがあるため、ペースメーカーなど、他の埋め込み式医療機器と一緒には使用しないことも念頭に置いておく。

【廃棄】

**Q** センサはどのように廃棄したらいいですか？

**A** 使用済みのセンサやセンサアプリケータは、住居地域のルールに従って破棄するように伝える。自治体によっては一般ごみでの処理が認められる場合もあるが、医療廃棄物としてインスリンの針などと一緒にかかりつけの医療機関に持参していることが多い。

【入浴】

**Q** センサを装置したまま、温泉やサウナに入れるのでしょうか？

**A** センサは熱くなり過ぎたり、冷たくなり過ぎたりするとReader に温度計マーク（🌡🌡）が表示され、一時的にデータの測定を停止する可能性がある。適切な場所に移動し、再

度スキャンすると再び測定されるので壊れたと思って慌てないように伝えておく。

センサの使用環境条件は10～45℃であるので、10℃を下回る状況での使用は保障されていない。冬季は戸外だけでなく室内でも10℃以下となる可能性があるので、測定値は慎重に利用する。

## 【センサの剥がれ・センサ補償】

**Q** センサの剥がれは補償対象になりますか？

**A** 製品不具合による剥がれである場合は、補償対象になる。不具合でない場合、患者から医療機関やお客様相談室への問い合わせの際に、剥がれや脱落原因を探り、個別に対応される。

患者の手技不良による補償は、基本的には難しいため、適正な装着を指導する必要がある。このような事例への対応は、各医療機関で検討しておくことが望ましい。患者には、医療従事者やお客様相談室へ相談するように伝える。その際に、医療機関と企業間で連携をする場合としない場合がある。

センサは耐水性*で入浴、シャワーや水泳も可能とされているが、入浴時のこすれなどで脱落する可能性が高まるので注意する。夏場や汗をかいた時に剥がれが生じることもあるので、BGMによる管理も考慮するように指導しておく。

\* 「水深の実験済」（水深1mで最長30分間の耐水性試験実施済み）。添付文書「電源仕様→電撃に対する保護の形式」にある「IP27」がセンサのJIS/JEMにおける規格等級を示している。

## 【留置部位】

**Q** センサを留置してはいけない部位はありますか？

**A** 傷痕、ほくろ、ストレッチマーク（皮膚線条）*、こぶのある場所や、インスリン注射の部位、前回センサを装着した部位から2.5cmほど離して留置するように伝える。また、留置部位の皮膚が大きくたるんでいるとセンサが浮いて留置される場合があり、適正に測定さ

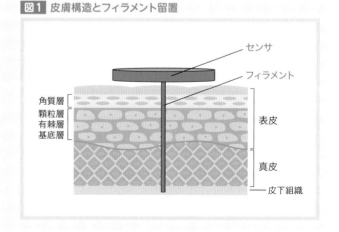

**図1** 皮膚構造とフィラメント留置

センサ
フィラメント
角質層
顆粒層
有棘層
基底層
表皮
真皮
皮下組織

れないリスクが生じるので、「センサが足りない」との訴えが多い患者には、実際の留置部位の状態を確認する。

*穿刺によりセンサのフィラメントを皮下組織に留置する (図1) 必要がある。リブレセンサのフィラメントの長さは5mmなので、表皮・真皮 (およそ2mm) を通り抜け皮下組織に到達することから、真皮が通常とは異なる状態のストレッチマーク (皮膚線条) に穿刺する場合、フィラメントがうまく皮下組織に到達しない可能性がある。そのような部位は避けて穿刺した方が適切にセンサを留置することが可能である。従って、原則的に皮膚に異常がない部位を選択して穿刺をするように患者に伝える。

## 【使用方法】

**Q** リブレセンサをアプリで起動したらReader (リーダー) で使用できなくなりました。原因を教えてください。

**A** アプリで起動した場合、リーダーとの併用はできない仕組みとなっているためである。リーダーとアプリを併用する場合は、必ずリーダーから先にセンサを起動し、その後、リブレ® Link でもセンサを起動し使用することを導入時に伝えておく必要がある。

**Q** アプリにセンサをかざしても、データを転送することができません。

**A** スマートフォンの機種によって、かざす面が異なる。iOS® ではスマートフォンの画面側、Android® では裏面でかざすことを伝えておく。

## 【精度】

**Q** 血糖測定とリブレセンサの値に差がある。これは、製品の不具合なのでしょうか。

**A** リブレは間質液中のグルコース濃度を血糖値に換算している。間質液と毛細管血との生理学的な違いにより、グルコース値に差が生じる場合がある。また、毛細管血中のグルコース (血糖) が間質液中のグルコースに反映するタイムラグが、およそ5～15分くらいあるとされている。低血糖時やセンサ利用開始直後や終了直前は、より差が大きいとされている。よって、低血糖を自覚してもセンサ値が低グルコース値でなかったり、センサが低グルコース値を示しても症状がなく、BGM で確認しても低血糖値でない場合がある。低血糖の対処をした後に血糖上昇を確認する場合は、30分後くらいにスキャンし上向き矢印を観察するなど、タイムラグを理解しておくように患者に説明する。

**Q** リブレセンサの値の方が、血糖測定値より低く表示されることが多いのですが、ポンプと一緒に使っているので、ボーラスを注入していいのか、判断できないことがあります。

**A** リブレセンサの精度について、第1世代アルゴリズムを使用していた頃と現在の第3世代アルゴリズムとの違いを以下に示す* (**表1**)。使用開始初日や血糖値が低値や高値の時に血糖値との乖離が目立っていたが、現在、提供されているセンサでは差が縮小している。他のCGMも同様であるが、とりわけ、血糖が安定していない時間帯にインスリンを投与する場合や低血糖を疑い甘味を取る場合は、BGMによる確認を行うように伝える必要がある。

リブレは保険費用が他のCGMより安価で手軽であるので、利用しているインスリンポンプ使用者が少なくない。原則較正不要なリブレを用いるとBGMを全く行わなくなる患者は少なくない。そこで、リブレセンサの値が高値でありながらボーラス注入の判断ができない場合や、患者のアクションにより低血糖を起こすリスクのある患者には、高血糖を意識してインスリン注射や注入を行う場合は過量投与とならないように、医療従事者から注意喚起を十分に行う。低値での対応が過剰となりがちな患者に対しても同様である。

乖離の有無のチェックには、空腹時、食後2時間、就寝前にBGMとスキャンの両方を行うように勧めることも一案である。

\* Alva S, et al. J Diabetes Sci Technol, 16 (1) : 70-77, 2022.

**表1** FreeStyle リブレ® アルゴリズムの正確性・精度

第1世代アルゴリズム正確性情報　　**センサと指先の採血比較**　　第3世代アルゴリズム正確性情報

| グルコース | MARD |
|---|---|
| ≦50 mg/dL (2.8 mmol/L) | 12.6 mg/dL (0.7 mmol/L) * |
| 51 〜 80 mg/dL (2.8 〜 4.4 mmol/L) | 10.0 mg/dL (0.56 mmol/L) * |
| 81 〜 120 mg/dL (4.5 〜 6.7 mmol/L) | 12.9% |
| 121 〜 200 mg/dL (6.7 〜 11.1 mmol/L) | 11.1% |
| 201 〜 300 mg/dL (11.2 〜 16.7 mmol/L) | 9.6% |
| 301 〜 400 mg/dL (16.7 〜 22.2 mmol/L) | 8.8% |
| >400 mg/dL (22.2 mmol/L) | 10.3% |

| グルコース | MARD |
|---|---|
| ≦50 mg/dL (2.8 mmol/L) | 9.1 mg/dL (0.5 mmol/L) * |
| 51 〜 80 mg/dL (2.8 〜 4.4 mmol/L) | 7.0 mg/dL (0.4 mmol/L) * |
| 81 〜 180 mg/dL (4.5 〜 10.0 mmol/L) | 10.1% |
| 181 〜 300 mg/dL (10.0 〜 16.7 mmol/L) | 7.5% |
| 301 〜 400 mg/dL (16.7 〜 22.2 mmol/L) | 7.1% |
| >400 mg/dL (22.2 mmol/L) | 10.2% |

\* グルコースが≦80 mg/dL (4.4 mmol/L) の場合は、相対的差異 (%) ではなく、mg/dL (mmol/L) で差異を示している。

| | 1日目 | 2日目 | 7日目 | 13日目 | 14日目 |
|---|---|---|---|---|---|
| ±15 mg/dL (±0.83 mmol/L) および参照値の±20% 以内 | 73.5% | 86.3% | 87.7% | 85.7% | 88.4% |
| MARD (%) | 15.7 | 11.9 | 10.9 | 11.2 | 10.8 |

| | 前期 | 前〜中期 | 中〜後期後期 | 終了時 |
|---|---|---|---|---|
| 参照値の±20 mg/dL (±1.11 mmol/L) 以内および±20%以内 | 91.2% | 95.1% | 94.2% | 93.7% |
| MARD (%) | 10.0 | 8.5 | 8.8 | 9.1 |

ReaderおよびFreeStyleリブレ®Link (スマホアプリ) に搭載されている測定アルゴリズムの種類によって、正確性・精度が異なる場合がある。

添付文書より改変

## 【アプリ対応機種】

**Q** Android® でFreeStyle リブレ®Link が使用できる機種を教えてほしい。

**A** 開始前にQRコードで、ウェブサイトにあるメーカー検証済みの最新リスト（スマホの対応機種一覧が掲載されている）を確認し、使用できるか否かをチェックする。アプリのインストールやアカウント作成まで、患者自身が行うように説明する。

iOS® とAndroid® アプリをそれぞれダウンロードできる

## 【電磁波の影響】

**Q** 電気治療など、よくある検査や治療はセンサへの影響がないのか教えてほしい。

**A** 電気治療に関しては検証されていないものが多く、基本的には取り外すように推奨されている。周波数とその影響に関しては、本体取扱説明書にある電磁両立性*に示されている。

*電磁両立性：動作中に他の機器の動作を阻害する電磁妨害波を発生せず、かつ、電磁的な干渉を受けないように設計・製造されている機器。

## 【アレルギー皮膚炎】

**Q** 夏に汗をかくと取れやすく、かゆみもありますが、その場合は、センサを抜去してもいいですか？

**A** センサ装着は、人により皮膚炎を起こすリスクがあるので、かゆみが強い場合は抜去する。2.5cm 離れた部位や反対の腕に留置し直すように指導するが、再度、同じ症状が出現する可能性がある。
以前のリブレはセンサセットの針周辺のプラスチックシェルで認識されたアクリル酸イソボニル（IBOA）がアレルギー物質となっていたが、現在は、IBOA が除去されたセンサセットが提供されている。従って、当該物質が起こしていたアレルギー皮膚炎や瘙痒感の事例数は減少しているので、わが国へ普及した当初のリブレ使用によるかぶれに悩んでいた患者には、改善された項目として情報提供する。
皮膚保護剤のCavilon™（**図2**）が効果的であったという報告*があるが、センサ装着

期間の2週間にわたる効果は得られていない。グルコース測定関連センサに対する皮膚反応を経験した患者には、パッチテストを検討する。

*Pyl J, et al. Diabetes Care, 43 (4) : 918-920, 2020.

図2 皮膚保護剤

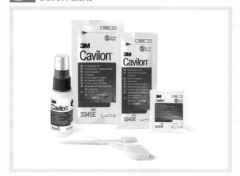

## 【ソフト】

**Q** 糖尿病管理システムリブレ®View をインストールしてレポートを観察していますが、突然、レポートがPDFとして保存できなくなりました。どうしてですか？

**A** 「グルコース変動パターン」の形式が新しくなり（図3-1 a、図3-1 b）、旧形式で表現を実施しようと試みたが、システム上、「考え中」になり次に進むことができなかった事象と考えられる。

対処法としては、Google Chrome で「キャッシュされた画像とファイル」のデータを削除することによって、旧様式で表現をしないようにすると解消される（図3-2）。

このような医療従事者の業務領域ではないトラブルに遭遇することがあるので、企業または施設の情報システム部門へ必要により相談する。

新しいグルコース変動パターンは直近14日間データを表示している。グルコースパターンは、低値傾向、高値傾向で多少の低値、高値傾向、パターンなしの4つに分かれ、グルコース変動は、高い、低いまたは中程度となっている。考慮事項を読むことで、患者治療や支援につなげる。グルコース変動グラフは、赤黄緑で示されているので、1日の中でどの時間帯が高値なのか異常高値なのか、また低値なのかが一目で分かる。

図3-1 a グルコース変動パターン（改定前）

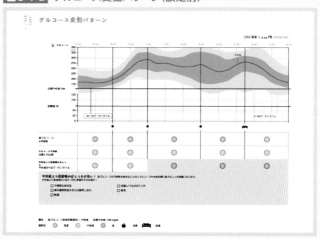

**図3-1 b** グルコース変動パターン（改定後）

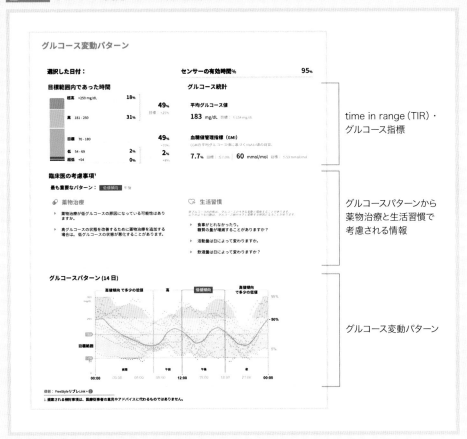

time in range（TIR）・
グルコース指標

グルコースパターンから
薬物治療と生活習慣で
考慮される情報

グルコース変動パターン

**図3-2** Google Chrome キャッシュされた画像とファイルのデータを削除

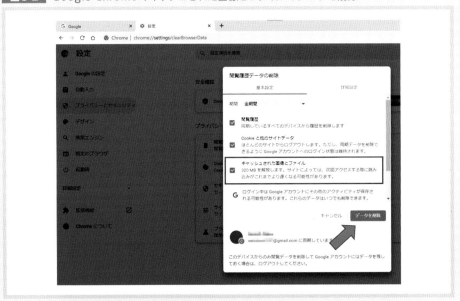

## センサエラー

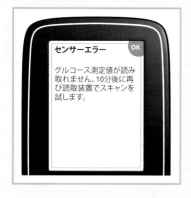

> **センサーエラー** OK
> グルコース測定値が読み取れません。10分後に再び読取装置でスキャンを試します。

**解説** センサ値が読み取れず、再スキャンを要求している。

**対応** 表示の通り10分後に再スキャンし、それでも測定できない場合はセンサを抜去し、新しいセンサに交換する。

**対策** 可能性としては外的要因*により、センサフィラメントが正しく体内に留置されていないなどの理由が考えられるため、手技の確認を実施する。

*外的要因とは、センサアプリケータと線マークとセンサパックの線が合わないまま力ずくで押し込んだり（図4）、平らな硬い場所でなく手でセンサパックの下を持って行い両者が正しく結合されなかったりする場合と、アプリケータを上腕皮膚に垂直に当てなかった場合が該当する。

**図4** センサアプリケータとパックの結合

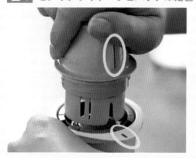

## センサ終了（留置後）

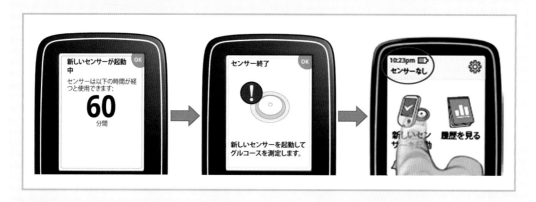

**解説** センサを感知できず、値を読み取れない場合に、センサ起動後すぐに「センサが終了しました」と表示される。

**対応** 初めての外来での導入時にも、センサ起動後60分を過ぎても測定できない場合、正しくセンサフィラメントが留置されていない可能性があるので、新しいセンサを留置し直す。

**対策** センサが装着されるまで、垂直に下までしっかりと押し付けることがポイント（図5）であるので、皮膚へ恐る恐る押し付けたり、余計な力で押し付けたりしないように注意し、外来で実技指導を実施する。

※82ページの右端のエラー画面で、左上にある○内の「センサなし」はセンサとリーダーがひも付けされていない状態の時（初めての使用時も含めて）に表示される。

通常使用時ではセンサの使用終了までの期限が表示され、例えば「あと10日で終了」などが表示される。

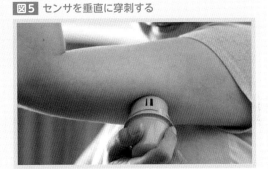

**図5** センサを垂直に穿刺する

## センサを交換

**解説** センサ起動後すぐに、センサ終了の表示の後に表示される。

**対応** 新しいセンサを留置する。

**対策** センサ交換後も表示される場合は、フィラメントを垂直に留置しているか確認、指導する。

リーダー画像

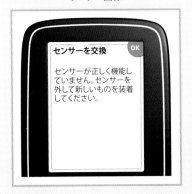

アプリ画像

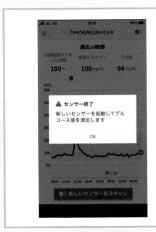

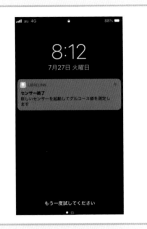

# ハイブリッドクローズドポンプとパッチ式ポンプ利用の流れとトラブルの注意ポイント

現在主に用いられているインスリンポンプ2機種を利用する時のフローチャートである。それぞれの段階で生じやすいトラブルについて、図の中にマークした。詳しくは各機種のトラブルとその対策・対処法の項に記載している。

## ■ ハイブリッドクローズドポンプ：ミニメド™770G

| ミニメド™770G | ❗該当段階で生じやすいトラブル |
|---|---|
| **1 インスリンポンプ設定**<br>• 電池を入れ⇒日時設定<br>• 個人設定<br>　残存インスリン、最大ボーラス<br>　ボーラス注入速度、ボーラス増減幅<br>　音／バイブ<br>• 基礎レートパターン設定 | 基礎レート設定忘れ❗ |
| **2 リザーバとチューブのセット**<br>• 新リザーバ⇒巻き戻し<br>• リザーバにインスリンを入れる<br>• リザーバにチューブを接続<br>• ポンプにリザーバ・チューブをセット<br>• チューブ充填 | |
| **3 注入セット装着**<br>• クイックセットをサータに固定<br>• 皮膚にサータで装着<br>• カニューレ充填 | 装着部位❗<br>針の廃棄❗ |
| **4 基礎注入開始（再開）**<br>• 入浴／激しいスポーツの時<br>　⇒チューブ外す | 外したチューブの付け忘れ❗<br>基礎インスリン再開忘れ❗ |
| **5 ボーラス注入**<br>• ボーラスウィザード（カーボカウント）<br>• 注入量を入力<br>• ボーラス注入を選択<br>　⇒ボーラス○U開始<br>• 注入パターン選択 | |
| **6 BGM　1日4回以上**<br>• ボーラス注入時<br>• 注入セット交換2時間後<br>• ポンプ取り外し前後施行 | 較正許容範囲外アラート❗<br>注入遮断アラーム❗<br>インスリン注入遮断❗<br>インスリンペン携帯忘れ❗<br>MRI、CIスキャン、<br>レントゲン撮影❗ |

前ページから続き

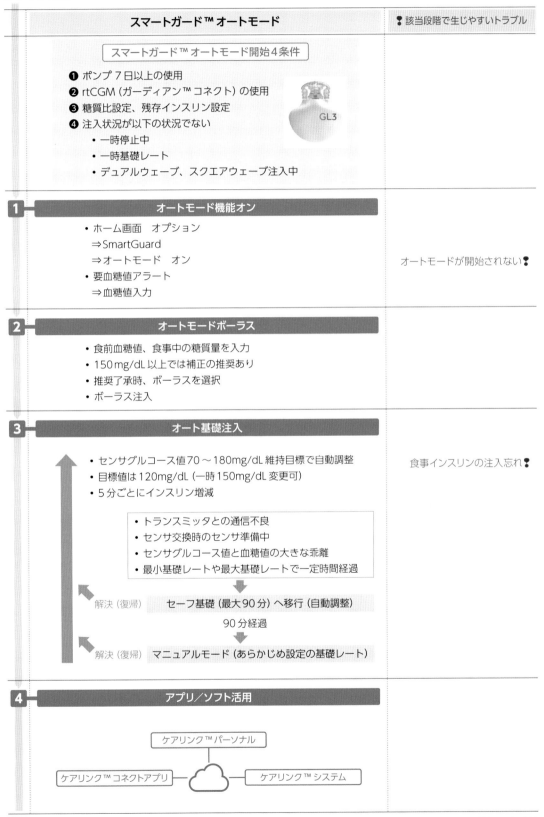

| スマートガード™ オートモード | ▮ 該当段階で生じやすいトラブル |
|---|---|

**スマートガード™ オートモード開始4条件**

❶ ポンプ 7 日以上の使用
❷ rtCGM（ガーディアン™ コネクト）の使用
❸ 糖質比設定、残存インスリン設定
❹ 注入状況が以下の状況でない
　• 一時停止中
　• 一時基礎レート
　• デュアルウェーブ、スクエアウェーブ注入中

GL3

**1 オートモード機能オン**

• ホーム画面　オプション
　⇒SmartGuard
　⇒オートモード　オン
• 要血糖値アラート
　⇒血糖値入力

オートモードが開始されない▮

**2 オートモードボーラス**

• 食前血糖値、食事中の糖質量を入力
• 150 mg/dL 以上では補正の推奨あり
• 推奨了承時、ボーラスを選択
• ボーラス注入

**3 オート基礎注入**

• センサグルコース値 70 〜 180mg/dL 維持目標で自動調整
• 目標値は 120mg/dL（一時 150mg/dL 変更可）
• 5 分ごとにインスリン増減

食事インスリンの注入忘れ▮

　• トランスミッタとの通信不良
　• センサ交換時のセンサ準備中
　• センサグルコース値と血糖値の大きな乖離
　• 最小基礎レートや最大基礎レートで一定時間経過

解決（復帰）　**セーフ基礎（最大90分）へ移行（自動調整）**

90 分経過

解決（復帰）　**マニュアルモード（あらかじめ設定の基礎レート）**

**4 アプリ／ソフト活用**

ケアリンク™ パーソナル

ケアリンク™ コネクトアプリ ── ☁ ── ケアリンク™ システム

（日本メドトロニック社資料より引用改変）

## ■ パッチ式インスリンポンプ：メディセーフウィズ™

| メディセーフウィズ™ | | ⚑ 該当段階で生じやすいトラブル |
|---|---|---|
| **1** インスリンポンプ設定 | | |
| ・リモコンの電池残量確認<br>・基礎レート一時停止<br>・メニュー〔設定〕⇒〔交換〕<br>　⇒〔カートリッジを取り出す〕<br>　⇒〔次へ〕タッチ | | |
| **2** カートリッジ交換（インスリン充填）<br>1回／3日　リザーバ 2mL | | |
| ・充填量（約3日分）を決める<br>・カートリッジを充填器に装着<br>・インスリンバイアルを取り付ける<br>・カートリッジ内リザーバにインスリンを充填<br>・リザーバ内の気泡除去 | | 気泡残存 ⚑ |
| **3** カートリッジをポンプ本体に取り付け | | |
| ・ポンプ本体のツメにかけて閉じる<br>・セルフテスト開始 | | 取り付け不良 ⚑ |
| **4** ポンプとリモコンの通信設定 | | |
| ・ポンプ内部流路を充填<br>・インスリンの針からの滴下確認<br>　⇒〔停止〕 | | 流路充填不足 ⚑ |
| **5** イージーパッチ™を貼る | | |
| ・イージーパッチ™を体に貼る<br>・穿刺する<br>・カニューレが留置される | | 貼り付け部位 ⚑<br>接続不良 ⚑ |

前ページから続き

**6** ポンプをイージーパッチ™ ホルダーに接続

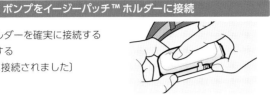

- ポンプとホルダーを確実に接続する
- 装着を確認する
- 〔ホルダーに接続されました〕

接続不良❗

**7** カニューレをインスリンで充塡

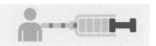

- 〔カニューレ充塡開始しますか？〕
  ⇒開始をタップ
- 〔投与準備完了　基礎レート投与〕
  ⇒投与パターン確認し〔開始〕

カートリッジと
留置セット別々に交換❗

**8** BGM 4 回／日以上

- 使用温度 5 ～ 40℃

**9** 基礎投与レート一時調整

- 〔投与比率〕または〔投与レート〕選択
- 一時調節基礎レートの〔取消〕

**10** ボーラスを投与

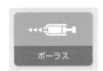

- 投与量入力
- ボーラス選択
  クイックボーラス、ノーマルボーラス、
  ロングボーラス、組み合わせボーラス

**11** ポンプ一時的取り外しと再装着

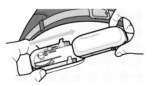

- ポンプ取り外しボタンを押しながら
  ホルダーから取り外す
- 保護カバーを装着
- ポンプをホルダーに確実に装着
  ⇒〔再開〕タッチ

接続不良❗

再開忘れ❗

**12** フラッシュ

- 詰まり確認、気泡確認
- イージーパッチ™ から取り外す
- 一時停止画面⇒〔フラッシュ〕⇒〔送液〕
- 送液を確認
- ポンプをホルダーに装着⇒〔再開〕

リモコン忘れ／
通信不良（1.5m 以内で使用）❗

ポンプ着脱（MRI など、入浴、
スポーツ、フライト前検査）❗

リモコン電池残量低下・切れ❗

ポンプ電池残量低下・切れ❗

リザーバ残量低下・切れ❗

インスリン注入不良❗

ポンプ故障❗

（テルモ社資料より引用改変）

## インスリンポンプ MiniMed™ 620G/640G/770G

日本メドトロニック株式会社

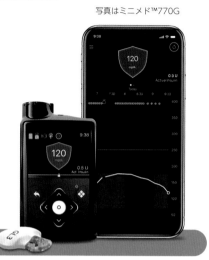

写真はミニメド™770G

　現在、わが国で使用されている日本メドトロニック社のポンプは、ミニメド™620G、640G そして 770G である。620G 以降は SAP 治療ができるが、CGM と連動させず CSII として使用しているユーザもいるので問い合わせは多岐にわたる。SCC 研究会の調査では、以前はトランスミッタとサータの不具合が多かったが、ガーディアン™ センサ3 となり問い合わせ件数は減っている。しかし、このような改善された問い合わせも記載した。以下 Q&A 形式とエラーメッセージ画面で解説する。　　　　　（著者一同）

## 1　Q & A

### 【トランスミッタ】

**Q** トランスミッタをセンサに接続しても点滅しません。

**A** トランスミッタ使用が 1 年以上と長くなると消耗劣化の可能性が高まる。「トランスミッタを満充電したが、24 時間もしないうちに充電量がかなり減る」という問い合わせがあるので、医療機関は交換用のトランスミッタを準備しておく。一方、消耗劣化の可能性がなくテストプラグでも異常がない場合は、センサ側の不具合と考え、センサを交換する。留置時の様子を詳細に聞くと、サータの不具合や無理な穿刺などが原因である場合が多い。

### 【サータ】

**Q** ニードルハブがサータ内に残ってしまいました。

**A** センサをエンライト™サータに取り付ける際に、テーブルのような固い平面で実施しなかったり、エンライト™サータのボタンを押しながら引き上げてサータのロック解除を行わなかったりした場合、サータのツメの部分が曲がってしまい、ニードルハブがサータ内に残ってしまう事例

**図1** ワンプレスサータ(左) とエンライト™ サータ(右) のツメの部分

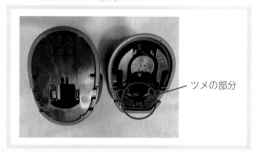

ツメの部分

があった。しかし、現在のガーディアン™センサ3のワンプレスサータは、挿入口の
ツメがない構造に改善されている（図1）。ツメに引っ掛かることなく、サータをスムー
ズにセンサ台座から持ち上げることができる。

## 【センサ補償】

 **センサを補償してほしいです。**

 患者がセンサ補償を求める理由は、ニードルハブのサータ内への残存、ワンプレスサー
タの不具合、トランスミッタの不具合や期限切れ、要センサ交換アラート、較正許容
範囲外のエラーメッセージなどで、手持ちセンサが減るためである。先述したように、
サータの改良やセンサ精度の改善により、センサ補償を求める件数は減少傾向にある。
センサは、現在の保険診療では患者に渡す個数に制限がある。まず、センサ補償の原因
が手技である場合は手技確認を行う。較正に問題がある場合は適正な較正を指導する。
それでも、多くのセンサを要望する患者には、月に5個持参することを勧める。巻末
（111ページ）の診療報酬（2022年4月改定）を参照。
センサ補償は、診療報酬に影響しないよう医療機関と企業が連携し、どのように対応す
るか前もって検討しておく。病院に持って行って補償されるケース、担当営業者から事
前報告によって病院で判断するケース、全て糖尿病サポートラインに任せるケースなど
がある。
日本メドトロニック社が設けている補償（センサ・一部付属品故障受付）サイトを紹介
する。

### ●センサ・一部付属品故障受付サイト

https://www.medtronic.com/jp-ja/your-health/treatments-therapies/
diabetes/products/support-line.html

初期不良（運搬時の損傷、針が取れている、サータにはまらないなど）と、適正使用にも
かかわらず測定ができない場合（穿刺部位やテーピングの確認、トランスミッタ電極の
確認などを電話で実施）は補償される。しかし、1度の問い合わせで2個以上の補償を求
める場合は、詳細に確認されている。また、2カ月連続で補償要望がある場合は、営業
担当者を通じて医療機関の担当者へ連絡し、処方状況と手技の確認が提案されている。

## 【本体の破損】

**ポンプ本体にひびが入り、機能はしているが、いつ壊れるか不安です。**

ポンプ本体にひびが入った場合は、日本メドトロニック社に連絡し交換する。ポンプは
精密機械なので、落下、衝突などは部品の欠落やポンプ故障を招く可能性があることを

伝えておく。ポンプ落下など損傷が疑われる場合は、外観のひび割れなどを確認した後にセルフテストを実施して動作を確認する。

ポンプの防水性が損なわれ、内部に水が入り誤作動となる場合もある。誤作動が疑われる場合は使用を中止するように伝える。

## 【ベルトクリップの破損】

**Q** ベルトクリップが破損して使えなくなりました。

**A** ベルトクリップの利用者は多いので、交換できるよう院内に準備する。センサ同様に、センサ・一部付属品故障受付に連絡することでも対応可能である（図2）。ベルトクリップは可動部位が以前の1カ所から2カ所に改良され、取り付け部の強度も増したため、引っ張られても破損しづらくなり交換頻度は減っている。詳しくは、センサ・一部付属品故障受付サイト（89ページ）を参照。

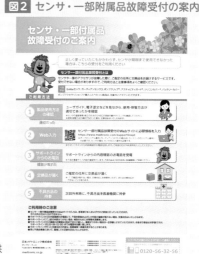

**図2** センサ・一部付属品故障受付の案内

日本メドトロニック社より提供

## 【機内モード】

**Q** ミニメド™770Gに切り替えたのですが、機内モードはどこにありますか？

**A** 機内で通信機器の使用を許可されていない場合、機内モードをオンにするとWi-Fi、Bluetooth®、GPSなどが一斉にオフになる。しかし、現在、一部の飛行機以外は通信が可能である。そもそも、ミニメド™770GはBluetooth®でセンサグルコース値を受け取り、基礎インスリン投与量を自動調整するので機内モードは搭載していない。よって、機内では音・バイブ設定からアラート消音などを行い通信と静音を保つ。

## 【血糖コントロール】

**Q** ポンプにしたのに血糖コントロールが悪いのですが…

**A** ポンプ導入後数カ月間は、ポンプによるインスリン治療に慣れる期間で、低血糖が減少することでHbA1cがいったん上昇することもあり得ることを事前に伝えておく。デュ

アルやスクエアボーラスを利用したら血糖が上がったと感じる患者には、デュアルでの投与時の食事内容を聞き、CGMの血糖曲線と併せて観察しフィードバックする。

## 【精度】

**Q** センサ値と血糖値との乖離がありますが、大丈夫でしょうか？

**A** センサ値と血糖値との乖離は、末梢血と間質液中の糖濃度で測定検体が異なることやタイムラグなどで生じる。現在、ガーディアン™センサ3の精度指標MARD（mean absolute relative difference：平均絶対的相対的差異）は9.6%であり、精度は高まっている*（表1）。医療従事者は、センサの留置や較正タイミングが適正か確認する。ミニメド™770Gでは、CGMデータにより基礎インスリン投与量が5分ごとに自動調整されるため、センサの使用期限である7日間を超えた状態で、トランスミッタとつなぎ直して再度使うようなことはしないよう伝える。

**表1** 条件とMARD　　　　　Medtronic社 医療従事者向けサイトより引用

| 7～13歳 | 腹部 | 腕 |
|---|---|---|
| 条件 | MARD | |
| 3～4回のキャリブレーション / 日 | 9.84% | 8.79% |
| 2回のキャリブレーション / 日 | 10.46% | 9.14% |
| 14歳以上 | 腹部 | 腕 |
| 条件 | MARD | |
| 3～4回のキャリブレーション / 日 | 9.6% | 8.7% |
| 2回のキャリブレーション / 日 | 10.5% | 9.1% |

ガーディアン™センサ3は、2歳未満においてもガーディアン™コネクトおよびミニメド™770Gシステムの一部として使用することができる。ただし、オートモード機能は2歳以上となる。
センサは腕と腹部での使用が示されている。

\* 〈成人での精度〉
Christiansen MP, et al. Diabetes Technol Ther, 19(8)：446-456, 2017.

## 【空港のセキュリティ検査】

**Q** 空港のセキュリティ検査では、どのような注意が必要ですか？

**A** 空港のセキュリティシステムや機内でのトランスミッタ使用に関する重要な情報は、「エアポート医療機器情報カード（Medical Device Information Card）」に記載されている。旅行に出掛ける際は、機器一式に同梱されているこのカードを携帯するよう勧める。
空港のセキュリティ検査には、金属探知検査とX線によるボディスキャナー検査がある。金属探知検査はインスリンポンプ装着のまま通過可能であるが、X線ボディスキャ

ナー検査の場合は、以下の❶〜❹を行う。

❶「エアポート医療機器情報カード」を空港検査場係員に提示する。

❷X線の曝露を避けるため接触検査または金属探知検査を依頼し、ポンプはX線ボディスキャナー検査や手荷物X線検査に通さないよう伝える。

❸X線ボディスキャナーを受ける際は、ポンプとチューブをカニューレから外して検査を受け、ポンプは金属探知機での検査を行い、検査後は再装着する。

❹万一、インスリンポンプをX線に曝露した場合は、セルフテストを実施して異常の有無を確認する。セルフテストが終了しない（インスリンポンプに異常がある）場合は、ペン型注射でインスリン注入を行うように伝えておく。

## 【アラーム消音】

**Q** 試験中の2時間ほど、どうしてもアラームが鳴らないでほしいのですが、どのようなアラームが鳴る可能性がありますか？ 止めることはできるのでしょうか？

 ミニメド™640Gを使用している場合は機内モードをオンにするが、ミニメド™770Gを使用している場合はアラートを消音設定しておく。ミニメド™770Gの消音状態でも、オートモード終了アラート（マニュアルモード移行時）、低グルコースXX mg/dL以下アラートの場合（血糖値が50 mg/dL未満）、オートモード時の高グルコースアラート（設定時）、など緊急事態ではアラームが発生する。要血糖測定も消音できるが、マニュアルモードになるまでの90分間で問題が解決されないと音・バイブが発生する。アラームは、インスリン注入遮断、電池残量低下、リザーバ残量低下、ポンプエラーなどである。

アラート、アラームを作動させないために、事前に必ずリザーバ、注入セットや電池の交換は済ませておく。試験前にはグルコース推移を確認し、試験中に低血糖とならないように対策をとる。そして、試験終了後には、アラートやアラームの内容を確認して、必要な対応をとる。

なお、インスリン注入遮断が起きた際のアラームについては、発生時には基礎レート再開を選択し、注入一時停止の操作をし、モーター（シリンジ）を動かさないことで消音できる。

また、ポンプエラーが発生した際に、緊急時の対応として保管モードにする方法がある。保管モードとは、出荷時の状態であり、電池を抜いて、戻るボタンを10秒以上押すと、電源がオフになる（新しい電池を入れることで、電源はオンとなる）。

いずれにおいても、2時間の試験終了後にはペン型注射に切り替える等の対応をする必要があり、高血糖やケトアシドーシスの原因となり得る長時間の注入遮断は避けなければならない。患者と状況によっては事前にペン型注射に切り替える方法も考慮する。

## 【較正】

**Q** 外出先で血糖測定器を持っていない時に、要血糖値アラートが鳴っても測定できない場合、CGMのセンサ値を入力していいでしょうか？ それによるトラブルはありますか？

**A** 要血糖値アラートについては、CGMの数値に疑問がある時に出るアラートのため、血糖値を入力するべきである。

実測値以外を入力した場合、万が一、CGMが誤った数値を示している場合に、それを容認する形となり、ダブルチェックが効かない数値のまま、HCL（Hybrid Closed-Loop）はインスリン調整を行うことになる。

マニュアルモード、セーフモードは決して"危険な"モードではなく、ミニメド™620Gやミニメド™640Gのポンプモードと同じように設定された一定量の基礎インスリンが投与される。セーフモードも、直近6日間のTDD（total daily dose）から算出された一定の基礎量が投与される。血糖測定ができない時は、虚偽の血糖値を入れるより、その患者用に計算されたセーフモードからマニュアルモードへ移行してポンプ治療することが本来のHCLの使い方である。ただし、日頃、CGMの値とBGMの値に大きな差がなく、コントロールが安定している患者の短時間の外出中であれば、較正ストレスを回避するためにCGMの値を入力することも考えられる。

## 【補正インスリン】

**Q** 血糖が高いため、補正インスリンを注入したいのですが、ボーラス投与からさほど時間が経過していないため、糖質0gにした計算上の投与量は少なくなります。計算値に反して、多めに注入したい場合は、摂取していない糖質量（g）を入力して補正しています。他に方法がないので行っていますが、全体の糖質量が増えてしまうので1日の糖質量が正確ではなくなりますが、その場合、他にトラブルが発生しますか？

**A** 結果的に正常な血糖範囲を保っているので、結果オーライと言いたいところであるが、インスリン過剰注入となり低血糖になる可能性がある。また、総インスリン量が増えるために翌日以降のインスリン効果値が下がり、基礎インスリンの過剰注入になるリスクもある。

本来、残存インスリンがなくなるまで様子を見て、それでも高血糖であれば改めて推定ボーラスに数値を入れることをオートモード機能で行うべきである。

また、補正ボーラスを投与する判断をした場合、マニュアルモードに変更し、投与後、速やかにオートモードに戻す方法がトラブル回避になる。しかしながら、糖質量を入力して補正インスリンを投与したとしても、一時的にリスクが上がるだけで、低血糖のない、良好な血糖が保たれるのであれば、トラブルとは言えない。

## 【アプリ】

**Q** スマートフォンのバージョンをアップしたら、データを転送できなくなりました。

**A** 最新のスマートフォンのバージョンアップと同時に、ミニメド™モバイルアプリのOSアップデートへの対応が迅速に行われない場合があるので、対応するまで待つ。バージョン情報は、ミニメド™モバイルアプリの対応OS等更新情報サイトで確認する。

●ミニメド™モバイルアプリ 対応機種・OSサイト

https://www.medtronic.com/jp-ja/healthcare-professionals/products/diabetes/insulin-pump-systems/minimed-770g/apps/minimed-mobile.html

## 2 エラーメッセージ

ミニメド™620G/640G/770Gには安全を担保するシステムが搭載され、異常を検出すると、アラーム、アラート、メッセージとして通知されるように設計されている（**表2**）。

**表2** ミニメド™620G/640G/770Gのアラーム・アラート・メッセージの違い

| 警報の種類 | アラーム | アラート | メッセージ |
|---|---|---|---|
| 緊急度 | 高 | 中 | 低 |
| 画面表示 | 右上に赤色のアイコン ！ が表示され、システムの状況と対処方法が通知される。 | 右上に黄色のアイコン ⚠ が表示され、システムの状況と対処方法が通知される。 | 右上に青色のアイコン ！ が表示され、対処を促すメッセージが通知される。 |
| 意味 | 何らかの理由でインスリン注入を行うことができない状況が検出されたことを警告するためのものである。 | 注意が必要な状況を知らせるものである。 | ポンプの状態、または何らかの決定を行う必要がある場合に表示される。 |
| 通知方法 | 赤色の通知ライトが2回点滅後休止するというパターンを繰り返す。 | 赤色の通知ライトが1回点滅後休止し、再度1回点滅するというパターンを繰り返す。 | 点灯も点滅もしない。 |
| 対処方法 | アラームの原因となった根本的な問題を解消する必要がある。アラームに対応しない場合、10分後にアラーム音が高くなり、緊急サイレンが発生する。 | アラートの種類に応じて対応する。アラートに対応しない場合には、5分または15分ごとにアラート音が鳴る。 | メッセージの内容に応じて対応する。メッセージの内容により、メッセージ音かアラート音を鳴らす場合と、鳴らさない場合がある。 |
| **アラーム・アラートの消去方法** | OKを選択、または画面に表示される指示に従って対応する。 | | |

## アラート画面

センサ更新中／グルコース値なし

ミニメド™770G が「センサ更新中」、ミニメド™620G/640G が「グルコース値なし」となる。どちらも電流値（ISIG）の変動や、極端に低い値や高い値が測定された場合に発生する。

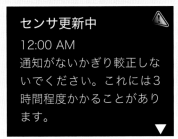

アラート画面（ミニメド™770G）

**解説** センサが体動などで浮き上がり、ノイズを検知している状態が続いている。

**対応** ISIG 履歴から直近のISIG を確認する。2～200 nA の検出範囲内に入っている必要がある。安定するまで待つようにメッセージが表記されるので、しばらく時間をおいてみる。または、センサ留置部位を軽く押してみる。解消されない場合は、センサの留置状態や穿刺部位が適していない可能性が高いので、穿刺部位を大きく変えて再度交換する。

**対策** 皮膚が固くなっている部位には穿刺しないように、部位交換を意識するように指導する。筋トレなどの体動によりセンサの留置がずれる時にも起こるので、テープなどでしっかり固定する。皮膚がめり込むような腹部に穿刺しセンサが浮いていないか、穿刺後の確認を行う。

---

**解説** センサ更新中により較正にはふさわしくないため較正をしないように伝えている。

**対応** センサ更新中なので、ISIG 履歴からISIG を確認し、低い場合は、しばらく様子を見る。

**対策** 「アラート画面」のセンサ更新中と同様に行う。

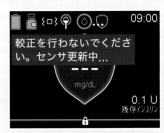

ホーム画面（ミニメド™770G）

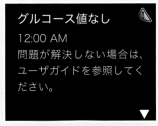

アラート画面（ミニメド™620G/640G）

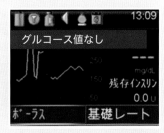

ホーム画面（ミニメド™620G/640G）

較正許容範囲外

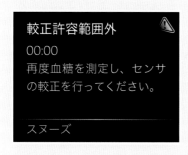

**解説** 実測値との間で開きがあり、較正許容範囲外での較正がされた。

**対応** 患者にアラームが鳴った状況を確認し、以下の❶〜❸のうち、まず、❶❷を考える。

❶センサ留置が不完全な状態である場合 (センサが浮いていた、センサが動いたなど)。

❷血糖変動のある時に較正を行った場合。

次に、❶が疑われた場合はセンサ部位を軽く押し込んでみる。

❷が疑われた場合、血糖が安定した時間 (15分以上経過後) まで待ってから較正する。

❶❷を行っても解決しない場合は、❸を行う。

❸較正許容範囲外アラートが何度も鳴るようであれば、1度センサをオフにして、その後、安定した時間に再度オンにして準備期間を経て、較正をし直す。

**対策** 以下の①〜④がある。

①部位を伸展して、慌てずセンサの留置を行うように手技指導する。

②センサが筋トレなどの何らかの影響でずれるリスクがあるので、運動時や就寝中など刺激を与えないように注意する。オーバルテープで強化する。

③較正を血糖値がフラットな空腹時に行う。

④毎回鳴る場合は部位を変える。腹部であれば側腹部にしてみる。または、上腕に装着する。

---

要センサ交換

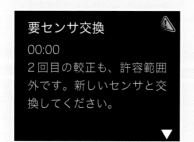

**解説** 較正許容範囲外アラートが連続して2回鳴ると、要センサ交換アラートが鳴る。

**対応** ISIG履歴からISIG、留置部位、較正タイミングなどを確認しセンサを交換する。

**対策** 較正許容範囲外アラートの原因と対策を指導する。センサを数日間使えていて、使用日数がまだ残っているのに突然起きたという印象を患者が持つ場合は、較正許容範囲外の原因を説明する必要がある。

### センサ信号なし

**センサ信号なし**

トランスミッタを取り外して再度接続し、「OK」を押してください。トランスミッタのライトが点滅するこ▼

**解説** ポンプがトランスミッタを検出できなかったため、センサ信号を受け取ることができない。

**対応** 完全にセンサが抜けるなどして測定が止まった場合は「センサ信号なし」アラートが発生することが多いので、検出できないことが継続する場合はセンサを交換する。

**対策** 余裕を持って、適正にセンサを留置するように伝え、使用中はぶつけたり引っ掛けたりしないように注意する。

## アラーム画面

### 重大なポンプエラー

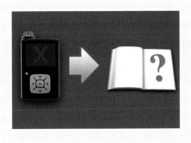

**解説** ポンプで重大なエラーが発生した場合に表示される。

**対応** 画面が切り替わり、電池がなくなるまでアラームが鳴り続ける。時間経過で復帰することはなく、電池を入れ替えても同じエラーが発生する可能性がある。従って、そのポンプの使用を中止し、医療機関または糖尿病サポートラインに連絡を入れ代替機を待つ。その間は、SMBG (self-monitoring of blood glucose) とペン型注射でインスリン治療を行う。

**対策** 新しいポンプが届くまで、ペン型注射で治療することになるので、緊急時の対応の事前指導は必須である。

### ポンプエラー

**ポンプエラー**

12:00 AM　　　　　53
注入が停止しました。設定は変更されていません。続行するには「OK」を押してください。詳細については▼

**解説** ポンプ内部のプロセッサ間で通信エラーが検出されると表示される。エラーを解除するとポンプが初期化され、巻き戻り、問題は解消される。

**対応** 内部プロセッサや流入量などにエラーが生じた場合に警告されるため、セルフテストを実施する。

アラームを解除するだけで、自動で再起動（リセット）される。設定確認のメッセージが出るが、ほとんどの場合、設定は保存された状態で再起動される。複数回繰り返す場合は設定の確認を行い、医療機関に伝える。

**対策** 「重大なポンプエラー」と異なり、自動で再起動されることが多い。

---

### インスリン注入遮断

「インスリン注入遮断」アラームには、機器が検出した異常の内容により複数のメッセージ（「リザーバ残量が0U」「チューブ充填停止」「カニューレ充填停止」「基礎インスリンまたはボーラス注入遮断」）があり、対応がそれぞれ異なる。

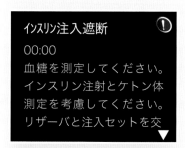

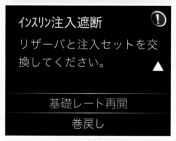

基礎インスリンまたは
ボーラス注入遮断

**解説** ポンプで基礎インスリンまたはボーラスインスリン注入の遮断が検出され、インスリン注入を妨げる閉塞が生じた場合に表示される。

**対応** 注入セットの装着部位の圧迫が原因となる場合もあるので、姿勢を変えて基礎レートを再開する。遮断後の高血糖にならないように、1日の履歴を見て、アラーム発生前に注入されたボーラス量を確認後、残りのボーラス量を再度注入する。
ミニメド™770Gでオートモード中の注入遮断の場合、マニュアルモードに戻し、残りのボーラスを注入し、再度速やかにオートモードに戻す。
ペン型インスリンで対応した場合は、ミニメド™770Gでは、しばらくの時間は、オートモードを使用しないようにする。手動によるインスリン注射はオートモードで計算されないので、オートモードによる過剰投与で低血糖を起こすリスクがあり、注意を要する。
糖尿病ケトアシドーシス（DKA）の不安を感じる場合には、尿ケトン体試験紙などで確認する。
リザーバ内のインスリン残量不足やカニューレの屈曲による閉塞が考えられる場合には、速やかにリザーバと注入セットを交換する。

**対策** ボーラス注入遮断は、痩せている患者や筋肉質の患者、または硬結が目立つ部位への留置などに起因するので、注入セットの長さの変更や斜め穿刺のシルエットへの変更を勧め、注入部位のローテーションを行うように指導する。

## ミニメド™770Gの基礎インスリン注入

ミニメド™770Gでは、オートモード使用中、基礎インスリンはセンサグルコース値に基づき、オート基礎注入という自動調整を行う。オート基礎注入は5分ごとに測定するセンサグルコース値を基に基礎インスリンが自動応答される。問題が発生すると、オートモードの中のセーフ基礎注入として、直近のインスリン注入を基に計算された基礎インスリンが注入される。問題が解決されるとオート基礎注入に戻るが、90分間経過しても解決されないと事前に設定していた基礎インスリンレートのマニュアルモードで注入される（░░░）。また、オートモードからマニュアルモードへ直接移行する場合もある（░░░）（表3）。

**表3** オートモード離脱の原因一覧

| オートモード離脱の原因 | 説明 |
|---|---|
| 較正なし | 較正時間を超過した場合 |
| 高グルコースによるオートモード終了 | ❶SG値が300mg/dL以上が1時間<br>❷250mg/dL以上が3時間以上続いた場合、高SGアラートの設定に関係なく発生 |
| オートモード最大注入量（レート） | 最大注入量での注入が4時間を超えた場合<br>・ポンプ設定に関係せず、アルゴリズムが計算した上限値 |
| オートモード最小注入量（レート） | 最小注入量での注入が2.5時間を超えた場合<br>・最小注入量は0単位またはアルゴリズムが計算した下限値 |
| 要オートモード用血糖値 | SG値の検証が必要なため、確認用の血糖入力が必要な場合 |
| センサアルゴリズム読込み不足 | 定期的な較正とは別に、SG値の予測アルゴリズムに合わないSG値が測定された場合 |
| センサ更新中 | ISIGが不安定な場合 |
| グルコース値なし | SG値が測定できない・通信できない場合 |
| センサ期限切れ | センサ寿命を超過した場合 |
| ユーザによるオートモード無効 | ユーザがオートモードをオフにした場合 |
| アラーム | ❶インスリン注入遮断<br>❷残存インスリンデータが削除されるポンプアラームが発生した場合。アラーム解除後5時間で再開<br>❸リザーバ交換に関するアラーム |
| ユーザによるポンプ一時停止 | ユーザが注入一時停止をオンにした場合 |
| オートモード準備中 | オートモード作動直後などの、準備期間が発生した場合 |
| 不明 | 上記に該当しない離脱 |

離脱原因を知れば、ミニメド™640Gから770Gへ切り替えた患者がポンプの自動応答をどのように用いているかよく理解できる。ケアリンク™パーソナルの評価と進捗状況レポートで、離脱原因、ならびにTIR (time in range) やTDDなどポンプ治療の効果を観察する。

ミニメド™770Gのスマートガードのオートモードについて開始・終了時の一般的かつ重大なアラートとメッセージを示す (表4)。

**表4** ミニメド™770Gのスマートガードのオートモードのアラート

| アラート | メッセージ | 解説 | 対応 |
|---|---|---|---|
| 高センサグルコース | センサグルコース値が1時間にわたって高い状態です。注入セットをチェックしてください。ケトン体を測定してください。血糖値をモニタしてください。 | ポンプは設定したグルコース閾値と時間に基づき、オートモードを終了する。<br>•1時間300mg/dL以上<br>•3時間250mg/dL以上<br>このアラートを消音にすることはできない。オートモードにある場合は常にオンになる。 | •オートモードでは消音することはできない。直ちに、OKを選択してアラートを解除する。<br>•血糖値を測定し、ポンプに入力する。<br>•必要であれば治療を行う。 |
| オートモード最大注入レート | オートモード中、4時間継続して最大注入レートで注入しています。オートモードを続行する場合、血糖値を入力してください。 | オートモード中、4時間継続して最大注入レートで注入している。このレートはシステムにより自動的に決定される。 | •OKを選択してアラートを解除する。<br>•血糖値を測定し、ポンプに入力する。<br>•セーフ基礎注入を終了しオート基礎注入に戻る。<br>•担当医の指示に従い、血糖値のモニタリングを継続する。 |
| オートモード最大注入レート | オートモードではセンサグルコースを下げることができませんでした。オートモードを続行する場合、血糖値を入力し、注入を再開してください。 | オートモードではセンサグルコース値を下げることができず、ポンプは一時停止している。予測グルコース値は目標値を上回っている。 | •OKを選択してアラートを解除する。<br>•血糖値を測定し、ポンプに入力する。<br>•担当医の指示に従い、血糖値のモニタリングを継続する。 |
| オートモード最小注入レート | オートモード中、2時間半継続して最小注入レートで注入しています。オートモードを続行する場合、血糖値を入力してください。 | オートモード中、2時間半継続して最小注入レートで注入している。このレートはシステムにより自動的に決定される。 | •OKを選択してアラートを解除する。<br>•血糖値を測定し、ポンプに入力する。<br>•セーフ基礎注入を終了しオート基礎注入に戻る。<br>•担当医の指示に従い、血糖値のモニタリングを継続する。 |

次ページに続く→

→前ページからの続き

| アラート | メッセージ | 解説 | 対応 |
|---|---|---|---|
| オートモード最小注入レート | センサグルコースは2.5時間以上目標血糖値を下回っています。オートモードを続行する場合、血糖値を入力し、注入を再開してください。 | ポンプは一時停止している。予測グルコース値は2時間半にわたって目標値を下回っている。 | • OKを選択してアラートを解除する。<br>•血糖値を測定し、ポンプに入力する。<br>•担当医の指示に従い、血糖値のモニタリングを継続する。 |
| 要血糖値 | オートモードのための新しい血糖値を入力してください。 | オートモードではセンサの信ぴょう性を確認するためにBGMによるダブルチェックを行う。 | • OKを選択してアラートを解除する。<br>•血糖値を入力する。<br>•セーフ基礎からオート基礎に戻るか、マニュアルモードからオートモードに変更する。 |
| ボーラス推奨 | XXXmg/dLが入力されました。補正ボーラスを推奨します。ボーラスを注入するには、「ボーラス」を選択してください。 | オートモードで入力された血糖値に基づき、ボーラスが推奨されると判断された。 | •ボーラスを選択して補正ボーラスをプログラムする。<br>•補正ボーラスを注入しない場合はキャンセルを選択する。 |
| オートモードに必要な較正 | オートモードのための新しい血糖値を入力し、センサを較正してください。 | グルコース値が使用可能な場合でも、オートモードにより補正が必要な場合がある。 | • OKを選択してアラートを解除する。<br>•血糖を測定し、ポンプに入力する。<br>•入力した血糖値で較正する。 |

引用：ミニメド™770Gシステムユーザーガイドより

## オートモード開始

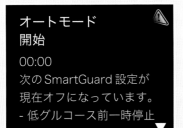

**解説** スマートガードのオートモードボタンを押し、オートモードを開始した際にアラート画面で通知される。

**対応** ポンプのオートモードへ移行を完了する。

オートモードに入る、セーフ基礎からオート基礎に戻る際に、ポンプの準備ができているか表示されるので、◯の箇所に対応する。センサ準備完了にチェックがある場合は、トランスミッタIDの入力、ペアリングを行う。

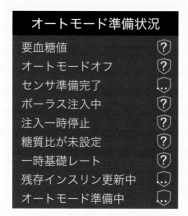

ホーム画面上の通信が✖の場合は、ポンプとトランスミッタを近づける。グルコース値を 40 〜 400 mg/dL 内にする。

残存インスリン更新中にチェックがある場合は、残存インスリン更新が完了するまで最大で 5 時間かかる。

オートモード準備中にチェックがある場合は、インスリン注入履歴の情報取得のために、最大 48 時間要する。

**対策** 低グルコース前一時停止と低グルコース一時停止がオフになることを説明し、マニュアルモードに戻った際には、速やかにスマートガードの低グルコース設定をオンにするように伝えておく。

---

オートモード終了

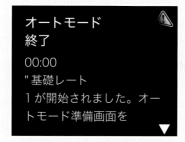

**解説** 基礎レート X が開始された際に、オートモード準備画面を確認しますか？ と聞いてくる。

**対応** アラートを解除するには、「いいえ」を押す。オートモード準備画面を確認する場合には、「はい」を押す。血糖測定してセンサを較正する。

**対策** このアラートは消音できず、常にオンになっている。従って、センサがオフになった、一時停止メッセージが 4 時間以内に消去されなかった、最長 90 分間セーフ基礎レートで動作していた時に発出するアラートなので、少なくとも、入浴などで一時停止した際には再開し忘れないようにすれば鳴ることが減る。

インスリンポンプ **MEDISAFE WITH**™ テルモ株式会社

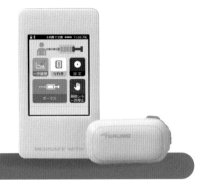

　日本初のパッチ式ポンプである本機は、チューブフリーということで使用者が増えてきている。ポンプ本体の手技操作とリモコンのボタン操作の両者に習熟する必要がある。使用する患者から尋ねられる質問の中で、医療従事者が知っておくべきトラブルについて、Q&A 形式とエラーメッセージ画面で取り上げ対処法を解説する。　　　　　（著者一同）

# **1** Q & A

## 【画像診断】

**Q** MRI、CT スキャン、X 線検査で、ポンプを装着しても大丈夫ですか？

**A** 全ての検査で外す必要がある。磁気の影響を受ける可能性があるため、ポンプ本体を外す。留置セットも金属部品が含まれるため、抜去する。

## 【通信】

**Q** リモコンとポンプの BLE 通信（Bluetooth® Low Energy）が切れた場合でも、ポンプの動作は継続されますか？

**A** 基礎レート、ボーラス送液中に BLE 通信が途絶えても、送液開始後であれば、送液は継続される。

## 【トラブル】

**Q** 使用中に高血糖になった際の確認点は？

**A** 高血糖の原因として考えられるトラブルとして、ポンプとパッチの接続部不良によるインスリンの漏れやテープ剥がれ、エア抜き忘れ、プライミング忘れなどを確認する必要がある。原因の特定ができない場合は、留置セットを交換するように指導する。

■ 高血糖の原因として考えられるトラブル対策について*

●インスリン漏れ

インスリン漏れの場合は、ポンプの確実な装着と確認を指導する。

穿刺時には、穿刺つまみが回り切るまで回し、真っすぐ引き抜き、ホルダーにゴムポー

ト部がしっかり装着されているかを確認するように伝える（図1a）。次にポンプとホルダーとの間に隙間ができないように、ポンプ本体を軽く押し付けながらゆっくりとスライドさせて取り付け、ポンプとホルダーの両サイドを押さえ、ホルダーガイドの根元を押さえ固定し、本体が浮かずに取り付けられていることやカートリッジの左右のツメがホルダーにかかっていることを確認するように繰り返し指導する（図1b、1c）。

**図1a** 留置時の穿刺

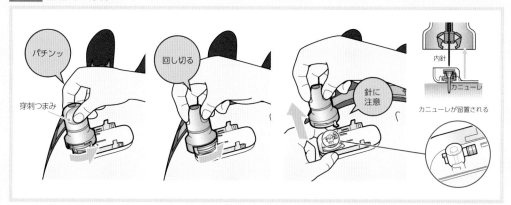

**図1b** 本体の装着

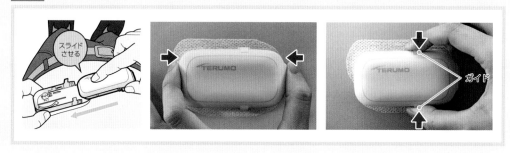

**図1c** 装着時の3つの確認ポイント
（パッチホルダーとポンプが確実に接続されていないことによる装着不良）

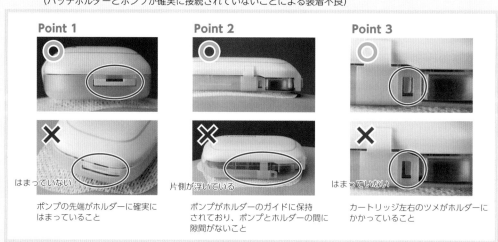

## ●テープ剥がれ

皮膚の汚れや皮脂の残り、または濡れていると剥がれやすくなることから、アルコール綿で拭き取り十分に乾かし貼付する。留置する際に、皮膚のたるみを伸展し、貼付テープの周辺部やホルダーの上を指でなぞるように固定し（**図2a**）、シールにたるみや浮きがないことを確認するように伝える。それでも、剥がれが気になる場合は、シール周囲にサジカルテープで補強する（**図2b**）。

| **図2a** シールの貼付 | **図2b** サジカルテープによる固定例 |
|---|---|

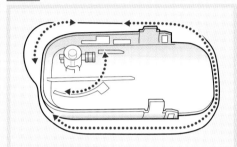
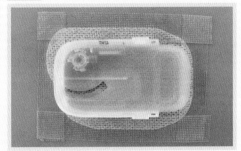

## ●エア抜き忘れ

エア抜き忘れの場合は、インスリン充填後に、リザーバに直径1mm以上の気泡を確認した際には、100円などの硬貨を使って押し子を上げ、気泡を除去してからプライミングを行う（**図3a**）。使用中に気泡を確認した際には、フラッシュ機能を使用して気泡除去する（**図3b**）。

**図3a** 充填後のリザーバー内の気泡除去

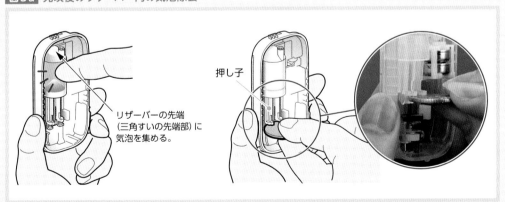

リザーバーの先端
（三角すいの先端部）に
気泡を集める。

押し子

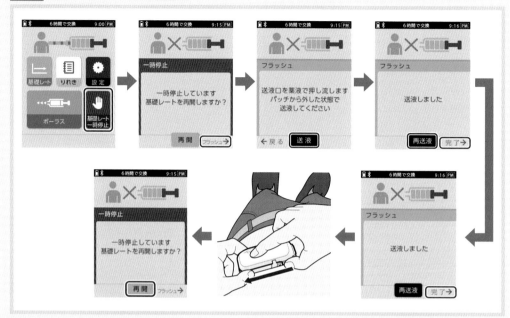

**図3b** 使用中のリザーバ内の気泡除去

*参照：ご使用上の注意事項とポイント
https://mds.terumo.co.jp/user/product/csii/medisafewith.html

## 【不注意によるトラブル】

**Q** ポンプを装着したまま入浴してしまいました。継続して使用は可能ですか？

**A** ポンプ本体は防水ではないので、念のため、継続使用は控えるように伝え、ペン型インスリンでの注射を指示する。投与量などを主治医と相談しておく。テルモコールセンターに連絡を入れ、交換の準備を行う。
入浴時は、ポンプ本体を外し、必ずホルダーに保護カバーを取り付けるように伝えておく。

## 【使用電池】

**Q** リモコンの電池は、エネループ®など、充電式の電池を使用できますか？

**A** 使用できない。本品が有する機能や性能が得られない可能性がある。リモコンに単4形アルカリ乾電池以外の電池を使用しないように伝える。

## 【リモコン操作】

**Q** 画面の「基礎レート」「ボーラス」「基礎レート一時停止」ボタンが押せません。

**A** ①リザーバ薬液残量表示部に「×」が出ている場合、②「基礎レート」「ボーラス」「基礎レート一時停止」ボタンを押しても反応しない場合は、直前にカートリッジまたはポンプ本体の交換が必要なアラームが発生している可能性があるため、「警報りれき」で直前のアラーム発生状況を確認し、ポンプ治療が中断される場合は、速やかにペン型インスリン注射で対応するように指示する必要がある。

**Q** メニュー画面への戻り方が分かりません。

**A** 各メニュー画面（基礎レート、ボーラス、基礎レート一時停止、りれき）（図4）でリモコン右上部の電源ボタン（図5〇内）を押すとメニュー画面に戻ることができる。

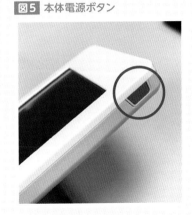

図4 メニュー画面　　図5 本体電源ボタン

**Q** リモコンの電源を切ることはできますか？

**A** リモコンの電源ボタンを押し、メインメニュー画面（基礎レート、ボーラス、一時停止、りれき）（図4）を表示させる。
メインメニュー画面が表示されている状態でリモコンの電源ボタン（図5〇内）を長押し（2秒以上）、［オフ］をタッチする。画面が消灯し、リモコンの電源が切れる。

**Q** 電池交換後、電源ボタンが入らない、入りにくい。

**A** 電池を入れた後、リモコンのセルフテストが自動で始まり、ピーッと音が鳴り、リモコンがバイブ振動する。セルフテスト完了後、長押し（4秒）を行い、電源が入るか確認する。

## リモコンの警報表示

リモコンに警報が表示された時 (表) は、ポンプのブザー鳴動、またリモコンの画面表示、ブザー鳴動、バイブで知らせる。

**表** リモコンに警報が表示された時

| 警報の種類 | アラーム | アラート | メッセージ |
|---|---|---|---|
| 緊急度 | 高 | 中 | 低 |
| 画面表示 | | | |
| 意味 | • 体へのインスリン注入ができなくなったことを検出した<br>• リモコンを操作できなくなった | • なんらかの注意が必要になった | • なんらかの判断が必要になった<br>• 設定の変更が行われた |
| 通知方法 | • 画面表示　継続点灯 (20秒後に省電力モード)<br>• アラームブザー (ピー・ピー・ピー・ピー・ピー・ピー／1分ごとに繰り返し通知)<br>• サイレンブザー (ピーポー・ピーポー／アラームブザー発報後、10分間リモコン入力が行われない場合、2分ごとに繰り返し通知)<br>• バイブ (ON設定の場合) | • 画面表示 (20秒後に消灯)<br>• アラートブザー (ピ・ポ・ピ／1回のみ)<br>• バイブ (ON設定の場合) | • 画面表示のみ |
| 対処方法 | • メッセージの内容を確認し、[確認] をタッチする。その後の対処方法は各メッセージを参考にする。<br>• アラーム発生後、[確認] がタッチされていない場合は、トラブル発生を10分後にサイレンブザーで再度知らせる。<br>• ポンプのアラーム、またはアラート発生時に、リモコンと通信接続が切れている場合、通信再接続後、再度アラーム、またはアラートを通知する。 | | • メッセージの内容を確認し、[確認] をタッチする。 |

## ポンプ本体6カ月経過アラート

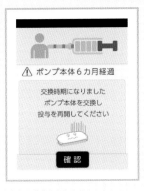

**解説** ポンプ本体の耐用期間6カ月が経過した場合、「ポンプ本体6カ月経過」アラートが出る。

**対応** 「ポンプ本体6カ月経過」アラートが出た後に、すぐにポンプ本体が使用できなくなるわけではないので、継続してポンプ本体の使用は可能である。ただし、必ず次回受診時には新しいポンプ本体を受け取り、できるだけ早めにポンプ本体を交換する。

**対策** 医療機関側は、ポンプ本体の自動請求を確認し、患者の外来スケジュールに合わせて用意する。

## ポンプ本体故障アラーム

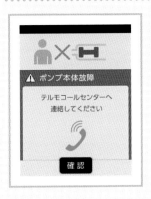

**解説** ポンプ本体の故障で鳴るアラーム以外に、故障していなくても、間違った操作で発生する場合がある。

**対応** ポンプ本体は故障していない可能性もあるので、慌てて、ポンプをカートリッジに装着した状態で、間違えてスライドロックを解除しないように注意する（図6）。ポンプ本体とカートリッジを外した後（ポンプがカートリッジに装着された状態のまま）、再度ポンプ本体と同一カートリッジを組み合わせず、新しいカートリッジに交換する。ポンプをホルダーから外した状態で、再度、ポンプ本体とカートリッジを装着し、画面の指示に従い、接続をし直すことで解消することもある。
その後、リモコンとポンプの通信が確立後、「セルフチェック」や「プライミング（ポンプ内部流路充填）」が正常に実施できれば、ポンプ本体の故障ではなく、継続使用ができる。「セルフチェック」で再度ポンプ本体故障が発生した場合は、ポンプ本体の交換が必要となる。

**図6**

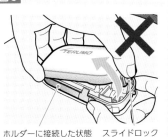

ホルダーに接続した状態　スライドロック

**対策** ポンプが壊れた、故障した時の対応をしっかり指導しておく必要がある。医療機関以外に、テルモコールセンターにも連絡を取るように伝えて、交換対応を依頼する。臨時対応として、ペン型インスリン注射を実施するように指導する。

## 通信エラーアラート

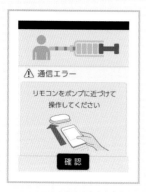

**解説** 送液操作のデータ通信をする時にBLE通信が切れていた。または、通信データに異常が検知された際に、アラートが鳴る。

**対応** 1.5m以内に、リモコンとポンプを近づけてから操作する。ただし、近づけてもすぐには通信が回復しないため、しばらく待ってから送液操作を行う。

**対策** 日ごろから、送液操作の時間や回数を理解した上で、リモコンとポンプの距離を意識するように伝えておく必要がある。

## 通信接続切れアラート

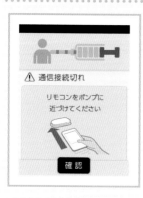

**解説** リモコン忘れお知らせ機能がONの時にポンプとの通信接続が切れると鳴る。

**対応** リモコンを取りに行く。取りに行けない場合は、基礎レートは時間通りに注入される。

**対策** 忘れた場合、ボーラス注入ができないので、外出時は、ペン型インスリンを持ち歩くように伝える。
ポンプ治療の緊急時の対応として、ペン型インスリンを用意しておくことは、必須である。

## 一時停止アラート

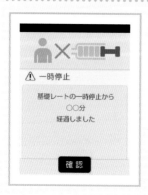

**解説** 基礎レートが一時停止してから15分以上経過した時に、鳴る(15分ごとに知らせる)。

**対応** 基礎レートを再開する。

**対策** 低血糖や入浴時に一時停止するが、基礎レートを再開せずにアラートを聞き流していると、高血糖状態を誘発することを説明する。基礎や追加のペン型インスリンの打ち損じは高血糖を招くことと同様であるため、注意する。

# CGM、CSIIに関連する診療報酬の要点

CGM、CSIIに関する診療報酬について、2022年8月現在の概要を以下に記載する。不明の点は、厚生労働省地方厚生（支）局あるいは社会保険診療報酬支払基金へ確認されたい。

## ◎ C101 在宅自己注射指導管理料

自己注射を行う外来患者に自己注射の指導管理実施時に算定する。衛生材料等は十分量を支給する。

| | | | |
|---|---|---|---|
| 1．複雑な場合 | 1,230点 | 情報通信機器利用の場合 | 1,070点* |
| 2．1．以外 | | | |
| イ．月27回以下の場合 | 650点 | 情報通信機器利用の場合 | 566点* |
| ロ．月28回以上の場合 | 750点 | 同 | 653点* |

\* 施設基準を満たし届け出た保険医療機関で、上記医学管理を情報通信機器を用いてオンライン指針に沿って診療を行った場合の点数。

- 1．の複雑な場合とは、間歇注入シリンジポンプを用いて在宅自己注射を行っている患者を診察した上で、ポンプの状態、投与量等について確認・調整等を行った場合に算定する。プログラム変更に係る費用は含まれる。
- 初回指導から3月以内の間に指導管理を行った場合は、導入初期加算として3月を限度に580点加算。処方内容に変更があった場合は、その月1回限り導入初期加算を算定可。ただし、対面のみ。
- バイオ後続品を説明し処方した場合は、**バイオ後続品導入初期加算**として初回処方日から3月150点加算する。ただし、対面のみ。
- 留意事項に、「在宅自己注射の導入前に、入院または2回以上の外来、往診もしくは訪問診療により、医師が十分な教育期間をとり、十分指導した場合に限り算定する」とあり、初診の高血糖例に当日インスリン治療を開始した場合に査定される時がある。社会保険診療報酬支払基金と協議する。

## ◎ C150 血糖自己測定器加算

血糖自己測定値に基づく指導を行うために血糖自己測定器を使用した場合3月に3回に限り加算。

| | |
|---|---|
| 1．月20回以上測定する場合 | 350点 |
| 2．月30回以上測定する場合 | 465点 |
| 3．月40回以上測定する場合 | 580点 |
| 4．月60回以上測定する場合 | 830点 |
| 5．月90回以上測定する場合 | 1,170点 |
| 6．月120回以上測定する場合 | 1,490点 |
| 7．間歇スキャン式持続血糖測定器によるもの | 1,250点 |

- 1．～4．はインスリン製剤の自己注射を1日1回以上行っている患者と妊娠中の糖尿病患者または妊娠糖尿病の患者（別に厚生労働大臣が定める者に限る）。

- 5.と6.はインスリン製剤の自己注射を1日1回以上行っている1型糖尿病または膵全摘後の患者に限るのと、妊娠中の糖尿病患者または妊娠糖尿病の患者（別に厚生労働大臣が定める者に限る）。
- 7.については、インスリン製剤の自己注射を1日1回以上施行中の患者に対し、血糖自己測定値に基づく指導を行うためにisCGMを使用した場合に加算する。但し、糖尿病の専門知識および5年以上経験の常勤医師または当該専門医師の指導の下でisCGMを用いて血糖管理を実施した時に算定できる。
- 退院時の指導管理は退院の日に限り算定可だが、退院月の外来での指導管理は算定不可。
- GLP1受容体作動薬を週1回以上注射中の患者に血糖自己測定器を使用した時も算定可である。
- SGLT2阻害薬服用1型糖尿病患者に対して、血中ケトン体自己測定器を使用した場合は、**血中ケトン体自己測定器加算**として3月に3回に限り40点を加算。係る全ての費用を含む。

## ◎ C152 間歇注入シリンジポンプ加算

外来患者に間歇注入シリンジポンプを使用時に、2月に2回に限り所定点数に加算（図1）。

1. プログラム付きシリンジポンプ**　　　　2,500点

    **基礎と追加注入が独立してプログラムでき、基礎注入流量が1日24プログラム以上設定できるポンプ。

2. 1.以外のシリンジポンプ　　　　　　　　1,500点

- 必要な輸液回路、リザーバその他必要な医療材料の費用を含む。

## ◎ C152-2 持続血糖測定器加算

地方厚生局に届け出た保険医療機関において、持続血糖測定器を使用時に、2月に2回に限り所定点数に加算する（図1）。

1. 間歇注入シリンジポンプと連動する持続血糖測定器を用いる場合。プログラム付きポンプと連動するためトランスミッタを使用する時は3,230点を加算する。但しC152の2,500点は算定できない。

    イ. 2個以下の場合　　　　　　　　　1,320点

    ロ. 3個または4個の場合　　　　　　2,640点

    ハ. 5個以上の場合　　　　　　　　　3,300点

- 対象は、①血糖が不安定な1型糖尿病または膵全摘でCSII使用例。②低血糖を繰り返す等重篤な有害事象を伴う血糖不安定な2型糖尿病でCSII使用例。
- 本項目の施設基準は、①糖尿病治療の専門知識および5年以上の経験有する常勤医師が1名以上配置されている。②CSII療法を行っている保険医療機関。

2. 間歇注入シリンジポンプと連動しない持続血糖測定器を用いる場合。連動しないCSIIを用いる時はC152の2,500点を算定する。

    イ. 2個以下の場合　　　　　　　　　1,320点

    ロ. 3個または4個の場合　　　　　　2,640点

ハ. 5個以上の場合 　　　　　　　3,300点

- 対象は、①急性発症もしくは劇症1型糖尿病または膵全摘例でインスリン注射療法の患者。②インスリン分泌欠乏 (空腹時CPR＜0.5ng/mL) で低血糖を繰り返す等、重篤な有害事象を伴う血糖不安定な2型糖尿病でインスリン注射療法の患者。

- 本項目の施設基準は、関連学会の適正使用指針を遵守した上で、①糖尿病治療の専門知識および5年以上の経験を有し、CGMの適切な研修 (日本糖尿病学会のeラーニング) 修了の常勤医師が1名以上配置されている。②CSII療法を行っている保険医療機関。③糖尿病の治療に関し、CSII療法に2年以上携わった経験を有し、CGMの適切な研修 (日本糖尿病学会のeラーニング) を修了した常勤の看護師または薬剤師が1名以上配置されている。

- ポンプと連動しないCGMを用いる場合は、指導者名記載の指導記録を患者に提供し写しを診療録に添付する。

- 入院患者への退院時の指導管理は退院の日に限り算定可だが、退院月の外来での指導管理は算定不可。

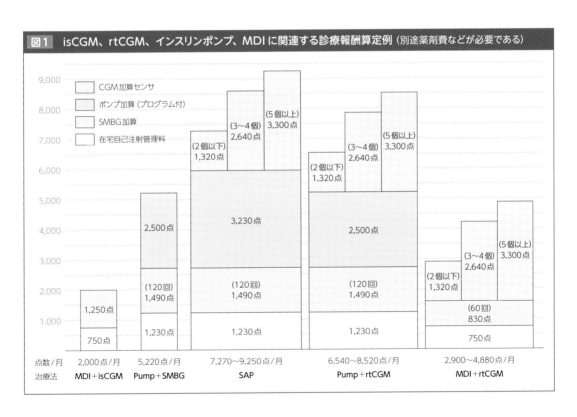

**図1** isCGM、rtCGM、インスリンポンプ、MDIに関連する診療報酬算定例 (別途薬剤費などが必要である)

# SCC研究会

　2010年、CGMがわが国の保険診療に認められた。その当時の施設要件は、常勤の糖尿病専門医2人以上、CSII実施施設など厳しかったため、CGMの利用施設数は急速には増えなかった。しかし、SAP治療が始まると、確実な低血糖予防効果からCGMの有用性が広く認められ、isCGM参入と併せて利用が広がった。このようなSAP、rtCGM、isCGM、CSIIという先進機器の急速な進歩の中で、施設の枠を超えた症例検討等の場としてSCC研究会が設立された。

　SCC研究会の活動は、症例検討会、書籍刊行、著作、学会特別後援、研究会共催など多岐にわたっている。症例検討会は、2015年の第1回から年に2回開催し、2022年にその経験知を症例集としてまとめた。書籍については、インスリンポンプのトラブルシューティングを研究会としてまとめ、『安心して「インスリンポンプ」を使用するためのエッセンス』（小出景子、池田富貴、辻野大助、鈴木 亮 著、メディカル・ジャーナル社）を2018年に発刊した。同年から、東京都糖尿病協会が始めた1型糖尿病患者対象の会である「Type1プラスTokyo」を共催するなどの活動も行う。2020年5月には、「いま読んでおきたい！ 血糖データの活かし方 ―糖尿病治療からDMS指導まで―」（小出景子、渥美義仁 編、南山堂）の刊行に際し、研究会メンバーが編集協力し多くの章を執筆した。2021年の第21回日本糖尿病インフォマティクス学会（会長：小出景子）においても、研究会メンバーが座長、演者として特別後援を行った。また同年より糖尿病関連先進機器の講演会である、"糖尿病診療のデジタル化を深める会"を立ち上げ共催している。これらの活動の一環として本書を企画し発刊した。

<table>
<tr><td>代表世話人</td><td>池田富貴</td><td>（順天堂大学大学院医学研究科 代謝内分泌内科学）</td></tr>
<tr><td></td><td>小出景子</td><td>（永寿総合病院 糖尿病臨床研究センター）</td></tr>
<tr><td>世話人</td><td>鈴木 亮</td><td>（東京医科大学 糖尿病・代謝・内分泌内科学分野）</td></tr>
<tr><td></td><td>田村嘉章</td><td>（東京都健康長寿医療センター 糖尿病・代謝・内分泌内科）</td></tr>
<tr><td></td><td>小谷紀子</td><td>（国立国際医療研究センター病院 糖尿病内分泌代謝科）</td></tr>
<tr><td></td><td>恩田美湖</td><td>（東京慈恵会医科大学 糖尿病・代謝・内分泌内科、あおいクリニック）</td></tr>
<tr><td>顧問</td><td>門脇 孝</td><td>（国家公務員共済組合連合会 虎の門病院）</td></tr>
<tr><td></td><td>綿田裕孝</td><td>（順天堂大学大学院医学研究科 代謝内分泌内科学）</td></tr>
<tr><td></td><td>西村理明</td><td>（東京慈恵会医科大学 糖尿病・代謝・内分泌内科）</td></tr>
<tr><td></td><td>渥美義仁</td><td>（永寿総合病院 糖尿病臨床研究センター）</td></tr>
</table>

SCC研究会事務局：永寿総合病院 糖尿病臨床研究センター内

〒110-8645　東京都台東区東上野2-23-16　TEL：03-3833-8381（代）

（2022年8月 現在）

# 索 引

■課題解決型■ **CGM・インスリンポンプ 導入ガイド**
　―基本からトラブル対処Q&Aまで―

| 2022年 8月20日 | 第1版第1刷発行 |
| 2022年11月20日 | 第1版第2刷発行 |

編　著　SCC研究会

発行者　羽場 一郎
発行所　株式会社メディカル・ジャーナル社
　　　　〒103-0013　東京都中央区日本橋人形町2-7-10
　　　　TEL 03-6264-9720
印　刷　シナノ印刷

本誌中に掲載のQRコードは株式会社デンソーウェーブの登録商標です。